山东省职业教育规划教材

供中等职业教育医药卫生类各专业使用

营养与膳食

主　编　郎晓辉　张继战

副主编　沙明礼　陈　方　温继军

编　者　（按姓氏汉语拼音排序）

陈　方（山东省青岛卫生学校）

陈　昀（烟台机械工程学校）

郎晓辉（山东省烟台护士学校）

李　英（山东省济宁卫生学校）

沙明礼（山东省莱阳卫生学校）

王静波（山东省烟台护士学校）

温继军（济南市技师学院）

于美春（山东省烟台护士学校）

张继战（山东省济宁卫生学校）

周翠如（山东省菏泽卫生学校）

科学出版社

北　京

内 容 简 介

本教材是山东省职业教育规划教材之一,全书设有绪论、营养素与热能、各类食物的营养价值、合理营养与平衡膳食、社区营养、医院膳食、疾病的营养治疗与膳食七大部分知识内容,以及食谱编制、膳食调查、营养教育、糖尿病患者食谱编制四个实训指导项目。各章以引言开篇,以增加岗位工作的真实感,使学习内容更加贴近生活与工作。在一般阐述与介绍之外,酌情插入了知识链接栏目,对正文的知识进行了拓展、延伸。同时各章末附有自测题,便于学生复习并进行自我测试。书后附有中国居民膳食营养素参考摄入量表、常见食物一般营养成分表、教学基本要求、自测题选择题参考答案。

本教材可供中等职业教育医药卫生类各专业使用。

图书在版编目(CIP)数据

营养与膳食 / 郎晓辉,张继战主编. —北京:科学出版社,2019.1
山东省职业教育规划教材
ISBN 978-7-03-059509-6

Ⅰ. 营… Ⅱ. ①郎… ②张… Ⅲ. ①营养学-中等专业学校-教材
②膳食营养-中等专业学校-教材 Ⅳ. R151

中国版本图书馆 CIP 数据核字(2018)第 260837 号

责任编辑:张映桥 殷梦雯 / 责任校对:张凤琴
责任印制:赵 博 / 封面设计:图阅盛世

科学出版社 出版
北京东黄城根北街 16 号
邮政编码:100717
http://www.sciencep.com
北京凌奇印刷有限责任公司印刷
科学出版社发行 各地新华书店经销

*

2019 年 1 月第 一 版 开本:787×1092 1/16
2025 年 8 月第五次印刷 印张:9 1/2
字数:225 000
定价:35.00 元
(如有印装质量问题,我社负责调换)

Preface 前 言

党的二十大报告指出："人民健康是民族昌盛和国家强盛的重要标志。把保障人民健康放在优先发展的战略位置，完善人民健康促进政策。"贯彻落实党的二十大决策部署，积极推动健康事业发展，离不开人才队伍建设。党的二十大报告指出："培养造就大批德才兼备的高素质人才，是国家和民族长远发展大计。"教材是教学内容的重要载体，是教学的重要依据、培养人才的重要保障。本次教材修订旨在贯彻党的二十大报告精神和党的教育方针，落实立德树人根本任务，坚持为党育人、为国育才。

随着我国经济的发展和人民生活水平的不断提高，营养与膳食在健康、疾病治疗和康复中所起的作用越来越大，营养知识越来越受到重视。

本教材编写中以"健康中国，人口均衡发展"为中心，本着为"健康中国 2030"服务的理念，注重理论知识和操作技能的融合，注重专业知识与人文知识的渗透。教材内容结构安排上紧紧围绕"立德树人，面向医疗、妇幼保健和社区卫生服务等机构，培养从事临床护理、助产和社区护理等工作的德智体美全面发展的技能型卫生专业人才"的培养目标进行构建。

本教材编写时根据相关专业岗位需求，严格按照《山东省中等职业学校教学指导方案》要求展开编写。全书共有绪论、营养素与热能、各类食物的营养价值、合理营养与平衡膳食、社区营养、医院膳食、疾病的营养治疗与膳食七大部分知识内容。同时，书中设有食谱编制、膳食调查、营养教育、糖尿病患者食谱编制四个实训指导项目。各章以引言开篇，以增加岗位工作的真实感，使学习内容更加贴近生活与工作，并在一般阐述与介绍之外，酌情插入了知识链接栏目，对正文的知识进行了拓展、延伸，同时各章末附有自测题，便于学生复习并进行自我测试。书后附有中国居民膳食营养素参考摄入量表、常见食物一般营养成分表、教学基本要求、自测题选择题参考答案。

本教材编写时充分结合中等职业教育学生的特点，本着"必需、够用"的中职教学要求，力求系统、完整、简明、实用。全体编委以严谨、认真的治学态度共同编写本教材，力求使本教材成为一本契合中职医药卫生类各专业营养学教学需要的精品教材。

本教材的编写得到科学出版社和各参编教师所在学校的大力支持，参考引用了其他书籍和文献的内容，在此，一并致以衷心的感谢！

由于编者水平有限，教材中难免有不足之处，敬请同行专家、广大师生和读者予以批评指正。

编 者
2023 年 5 月

Contents 目 录

第 1 章　绪　论

引言

　　古语曰，"民以食为天"。自人类出现以来，食物就成为人类生存、繁衍的物质基础。人体每天都要摄取食物，不仅仅是为了饱腹，更是为满足人体的营养需求，达到预防疾病，促进或恢复健康，从而使人体处于或恢复到健康状态的目的。

一、营养与膳食的基本概念

（一）营养

　　营养（nutrition）是人体摄取、消化、吸收和利用食物中的营养素来维持生命活动的整个过程。这一过程是指维持正常的生理、生化、免疫功能，以及生长发育、新陈代谢等生命活动的过程。简而言之，营养就是机体同化外界环境物质的生物学过程。

考点：营养、营养素

（二）营养素

　　营养素（nutrient）是指食物中含有的正常机体生命活动所需的具有营养作用的物质。它存在于天然食物之中，可以构成机体或为机体提供能量，或能维持机体正常的生理功能。人体生命活动必需的营养素有 40 余种，按照结构和功能可分为七大类：蛋白质、脂类、糖类、无机盐、维生素、水和膳食纤维。

（三）食物

　　食物（food）即食品，《中华人民共和国食品安全法》（2015 年修订）中将其定义为："指各种供人食用或者饮用的成品和原料以及按照传统既是食品又是中药材的物品，但是不包括以治疗为目的的物品。"虽说"医食同源，药食同根"，但食物和药物是有区别的。食品安全法中的定义明确了食物与药物的区别，同时明确食物是以经口途径进入机体，食物必须含有具有营养作用的有效成分，有些物质尽管也可经口摄入，但如果摄入的不是含有营养作用的物质即营养素，也不能称为食物。

（四）膳食

　　膳食（diet meal）是指经过加工、烹调处理后的食物，即把食物加工成人们可食用的饭菜。各种食物经过合理加工烹饪组成不同类型的膳食，以满足人们的食欲，以及满足人们对营养素和卫生等方面的需求，达到向人们提供平衡膳食以保障合理营养的目的。

（五）营养学

　　营养学（nutriology）是研究人体营养规律及改善措施的学科。它不仅研究摄取的食物在人体内的生理、生化等营养过程，也研究社会、心理、经济、生产技术对营养的影响。同时，它还包括营养对健康的影响。它既从生物科学的角度研究人体的营养需求规律，又从实践的角度研究营养改善措施。

二、营养与膳食的发展概况

　　营养学的发展和形成是人类长期以来生产、生活实践的结果。早在公元前 1100 年至公元前 771 年的西周时期，我国官方医政制度就将医学分为食医、疾医、疡医和兽医四大类。《周礼·天官》中记载：食医"掌和王之六食、六饮、六膳、百馐、百酱、八珍之奇"。四医之中，食医为诸医之首，是专事饮食营养的医师，是世界上最早的营养师。我国传统中医典籍《黄帝内经》中提出了食物的不同营养价值和平衡膳食的理念，如"五谷为养、五果为助、五畜为益、五菜为充"等；提出了食物的归经主治的论述，如各种食物可分为温、凉、寒、热"四性"和酸、辛、苦、咸、甘"五味"。这些理念和论述被认为是世界上最早的膳食指南。

近代营养学的发展过程大体上可以分为三个主要阶段。①第一阶段：自18世纪中叶至19世纪初。此阶段营养学的发展主要是依托化学、物理学等基础科学的发展，如物质守恒的论述、呼吸是氧化燃烧的理论、消化是化学过程的论证等一系列生物科学成就，将营养学引向科学发展的轨道，这一时期的碳、氢、氧、氮定量分析法，食物组成和物质代谢概念等，为现代营养学的形成和发展奠定了基础。②第二阶段：始于19世纪初，直到20世纪初。此阶段营养学的发展主要是在前一阶段的基础上，充实了大量的营养学实验室研究资料，如氮平衡学说、热能代谢体表面积法则、三大产热营养素的生热系数等。③第三阶段：自第二次世界大战结束后开始至今。此时期营养学进入了立足实验技术科学的发展时期。这一时期，营养与膳食随着科学技术的发展进入了鼎盛时期。分子生物学的理论与方法使人类对营养素的认识进入了分子水平、亚细胞水平。营养学家逐渐认识了蛋白质、脂类、糖类、无机盐和维生素；发现了各种必需氨基酸、必需脂肪酸和微量元素。认识到膳食纤维的生理功能及预防疾病的作用；认识到必需脂肪酸二十碳五烯酸（EPA）和二十二碳六烯酸（DHA）的生理功能及其在防治心脑血管疾病中的作用；对叶酸、维生素 B_6、维生素 B_{12} 与出生缺陷及心血管疾病的关系研究已深入到分子水平等。

我国从20世纪初开始建立现代营养学。1952年我国首次出版了《食物营养成分表》。1956年创刊《营养学报》。1959年开展了我国历史上第一次50万人的四季饮食营养调查。1963年中国生理科学会提出中华人民共和国成立后第一个膳食营养素供给量（recommended dietary allowance，RDA），并于1981年和1988年分别进行修订。1982年我国进行了第二次全国营养调查，并在随后的时间里每隔10年进行一次全国性营养调查。1985年中国营养学会被正式批准成立，并于同年加入亚洲营养学会联合会（FANS）。1989年中国营养学会制订了第一个膳食指南。1997年修订膳食指南，并发布了《中国居民平衡膳食宝塔》。2000年中国营养学会公布了中国第一部《中国居民膳食营养素参考摄入量（DRIs）》。2004年修订《食物营养成分表》。2016年最新版《中国居民膳食指南》出版发行，指导人们合理选择和搭配食物，达到合理营养，防治营养性疾病的目的。

三、营养与膳食的主要内容

营养与膳食研究营养与人体健康的关系，通过平衡膳食保障人体获得所需能量和各种营养素，通过合理营养来防治营养素过多、过少或营养不平衡造成的各种慢性疾病，维护和促进人体健康。

"医食同源，药食同根"表明营养和药物对于防治疾病有异曲同工之处。为了更好地胜任在患者整体护理中的营养与膳食指导工作，中等职业学校医药卫生类专业学生应学习以下内容。

1. 了解人体营养素和能量需要 学习各类营养素的生理功能、供给量标准和食物来源；明确人体能量的来源、能量的消耗方式和能量需求的简易计算方法。

2. 熟悉各类食物的营养价值 学习各类食物中营养素的种类、含量和质量判定标准，能了解并采取科学的加工烹调方法保障食品安全、改善食物感官性状、提高食物消化吸收率。

3. 熟悉合理营养与平衡膳食 了解每日膳食中营养素摄入量标准，认识膳食结构类型，学习合理营养与平衡膳食的概念和基本要求，通过中国居民膳食指南明确各类人群的膳食原则。

4. 能开展社区营养指导 从社区各类人群的生理特点出发，明确其营养需要和膳食要求，注重预防和解决特定人群的主要营养问题。

5. 熟悉医院膳食与营养支持 学习医院膳食的种类、适用对象、配膳原则和要求，明确营养支持的适应证、禁忌证及常用营养制剂，以便更好地为患者服务。

6. 熟悉疾病的营养治疗与合理膳食 学习营养治疗的意义、原则和途径，学习肥胖症、高血压、糖尿病、骨质疏松症、痛风、胃炎和消化性溃疡、肾炎和肾病综合征等常见病，以及围手术期和肿瘤的营养治疗和膳食。

四、营养与膳食的重要性

营养与膳食知识在现代医学领域中占有十分重要的地位。在临床疾病综合治疗中，"三分治，七分养"的理念赋予了饮食护理重要使命，及时合理的营养治疗是其重要组成部分；在社区卫生服务疾病综合防治中，合理营养及平衡膳食方面的健康教育、咨询及干预，为提高国民营养水平和身体素质做出了贡献；在康复医学发展过程中，膳食干预作用日益显现，为慢性病患者的健康恢复贡献了新的力量。

当前，中国经济发展迅速，即将全面建成小康社会。就全国而言，营养与膳食工作面临着性质完全不同的任务：一方面，营养不良和营养缺乏的问题还没有得到根本解决，如钙、铁、锌、碘及维生素 A 的缺乏还比较普遍；另一方面，在人群中出现了由于营养不平衡和体力活动不足所致的肥胖症、心脑血管病、2 型糖尿病等患病率上升等现象，这在城市和富裕的农村地区尤为明显。这是中国现阶段营养与膳食工作面临的双重挑战，要解决这些问题需要政府、营养工作者及广大人民的共同努力。

在临床、社区和家庭护理工作中，护理人员是医疗卫生领域的重要力量，始终站在疾病防治的第一线。营养与膳食知识的学习能有效提高护理人员队伍的综合素质。因此，作为一名医药卫生专业学生必须具备较全面的营养与膳食知识，拥有丰富且扎实的饮食护理理论技能，才能为患者、亚健康人群及健康人群进行营养状况评估，才能进行科学的营养与膳食指导，维护和促进人类健康。

五、营养与膳食的学习方法

营养与膳食课程具有实用性强、趣味性足的优势，能够激发学习者的学习兴趣。但这门课程同时也存在知识点多、记忆性内容多的问题，这给初学者造成了一定困难。要想学好本门课程，学习过程中同学们应着重掌握以下几方面技巧。

1. 学科融合 营养与膳食学科的基础是生物化学和生理学，与其他基础医学、临床医学等关系也很密切。因此，在学习过程中要注重学科知识的纵向、横向联系，做到融会贯通。

2. 温故知新 营养与膳食学科系统性强，教材各章节知识点环环相扣、联系密切。学习过程中要时时复习旧知识，才能做到温故而知新。这样既有利于旧知识的巩固，又有利于新内容的理解、记忆和应用。

3. 归纳对比 营养与膳食学科的知识点多，涉及面广，相似知识点比较多，记忆时易混淆。所以，学习时要善于对比归纳，要分析知识点特性，总结知识点共性，在理解的基础上进行记忆。

4. 学以致用 营养与膳食是一门实践性很强的学科，只有通过实践才能真正理解和认同平衡膳食与合理营养对维持、促进健康的意义。因此在学习中，要注重理论与实例相结合，及时将所学理论知识应用于实践，做到学以致用，既巩固和验证了所学知识，又能培养和锻炼实际工作能力。

小　结

本章主要介绍了营养、营养素、食物、膳食、营养学等基本概念，讲述了营养与膳食的发展概况，列出了营养与膳食的主要内容，强调了学习本门课程的重要性，列举了本门课程的学习方法，为学好本课程进行了必要的铺垫。

自测题

A₁/A₂型题

1. 营养是人体（　　）

A. 摄取、消化、吸收和利用营养素的过程

B. 身体不佳时补充营养素的过程

C. 为维持生命从食物中摄取营养的过程

D. 为了改善生活，调配膳食的过程

E. 为促进人体生长发育而摄取食物的过程

2. 营养素不包括（　　）

A. 水　　　　　　B. 蛋白质

C. 脂类　　　　　D. 维生素

E. 氧气

3. 关于营养素构成条件的描述不正确的是（　　）

A. 一定存在于食物中

B. 可供给人体能量

C. 可具有生理调节功能

D. 一定属于化学物质

E. 一定用于人体细胞的生长、发育和修复

4. 某社区护士很热心地为社区居民开展营养与膳食教育和咨询工作，受到社区居民的一致好评。其工作的意义不包括（　　）

A. 普及居民营养知识

B. 有利于改变居民不良的生活方式

C. 减少居民营养缺乏病的发生

D. 提高居民身体素质

E. 为了提高该护士个人的知名度

5. 患者，男性，56岁，患2型糖尿病近10年，坚持服用降糖药物，坚持参加运动，但从不忌口，其治疗效果一直不理想。这说明（　　）

A. 药物治疗很重要

B. 应该尽早应用胰岛素治疗

C. 降糖药物选择不当

D. 药物服用方法可能不当

E. 忽视了饮食治疗的重要性

A₃/A₄型题

（6~8题共用题干）

营养素是指食物中可以供给人体能量、满足人体组织细胞生长发育与修复或具有生理调节功能的一类化学物质。它包括蛋白质、脂类、糖类、无机盐、维生素、水和膳食纤维七大类。

6. 由上文描述可知营养素有几大类（　　）

A. 五大类　　　　B. 六大类

C. 七大类　　　　D. 八大类

E. 四十多类

7. 关于构成营养素条件的描述正确的是（　　）

A. 必须存在于食物中

B. 必须是化学物质

C. 能构成人体组织细胞成分

D. 供能或具有生理调节功能

E. 以上描述均正确

8. 关于营养素的生理功能，下列描述正确的是（　　）

A. 供能

B. 构成组织细胞成分

C. 具有生理调节功能

D. 细胞生长、发育和修复的原料

E. 上述描述均正确

（郎晓辉）

第 2 章

营养素与热能

· 引 言 ·

人体必需的营养素主要有蛋白质、脂类、糖类、维生素、无机盐、水、膳食纤维，通常称为七大营养素。每种营养素在体内发挥不同的营养学作用。人类生存需要不断从外界环境中摄取食物，获得必需的营养素和能量。人体各种生理活动，如胃肠蠕动、神经传导，以及工作、学习、运动需要的能量都来自食物。本章旨在使同学们了解食物中各种营养素的生理功能、食物来源、供给量和缺乏症等，这是合理营养的基础。

第1节 蛋 白 质

案例 2-1

2004 年，在安徽某市农村，很多刚出生不久的婴儿相继患上一种怪病，头脸肥大、四肢细短、全身水肿，成为畸形的"大头娃娃"。该市人民医院、市妇幼保健医院等医疗机构共收治了 171 例"大头娃娃"，其中有 13 名"大头娃娃"因病医治无效死亡。

问题： 1. "大头娃娃"主要缺乏哪种营养素？

2. 简述这种营养素的作用、缺乏症。

蛋白质是人体细胞、组织和器官的重要组成物质，是一切生命的物质基础。任何生命的表现形式都离不开蛋白质的功能体现。

一、蛋白质的组成

（一）化学组成

蛋白质（protein）是由碳、氢、氧、氮、硫等元素组成的化学结构复杂的大分子有机化合物，其在人体细胞中的含量仅次于水，约占细胞干重的 50% 以上。

（二）氨基酸

氨基酸是组成蛋白质的基本单位，以肽键连接并形成一定的空间结构。自然界中存在的蛋白质，经水解后，其最终产物均为氨基酸。

1. 氨基酸的种类

（1）必需氨基酸（essential amino acid，EAA）：是指人体不能合成或合成速度过慢不能满足机体需要，必须从食物中获取的氨基酸。成年人的必需氨基酸有 8 种，分别为苏氨酸、色氨酸、蛋氨酸、赖氨酸、亮氨酸、异亮氨酸、苯丙氨酸和缬氨酸。对于婴儿，除了上述氨基酸外，组氨酸也是必需氨基酸。

考点： 必需氨基酸的概念和种类

（2）半必需氨基酸：人体内的半胱氨酸和酪氨酸分别由蛋氨酸和苯丙氨酸转化而来，如果膳食中能提供足量的以上前两种氨基酸，则人体对蛋氨酸和苯丙氨酸两种必需氨基酸的需求量可分别减少 30% 和 50%，称为条件必需氨基酸（conditionally essential amino acid）或半必需氨基酸（semi-essential amino acid）。

（3）非必需氨基酸：除上述氨基酸以外的其余氨基酸，机体可以利用一些前体物质自身合成，称为非必需氨基酸（nonessential amino acid），其并非机体不需要。其作用是为机体提供氮源。

2. 氨基酸模式是指某种蛋白质中各种必需氨基酸构成的比例（包括种类和含量）。食物中的蛋白质氨基酸模式与人体中蛋白质的氨基酸模式越接近，必需氨基酸被机体利用的程度越高。鸡蛋蛋白质氨基酸模式与人体氨基酸模式最接近，故常以鸡蛋蛋白质作为参考蛋白。

根据蛋白质中必需氨基酸含量，以含量最少的色氨酸为"1"计算出其他氨基酸的相应比值。几种食物蛋白质和人体蛋白质氨基酸模式比较，见表2-1。

表 2-1　几种食物蛋白质和人体蛋白质氨基酸模式比较

氨基酸	全鸡蛋	牛奶	牛肉	大豆	面粉	大米	人体
异亮氨酸	3.2	3.4	4.4	4.3	3.8	4.0	4.0
亮氨酸	5.1	6.8	6.8	5.7	6.4	6.3	7.0
赖氨酸	4.1	5.6	7.2	4.9	1.8	2.3	5.5
蛋氨酸＋半胱氨酸	3.4	2.4	3.2	1.2	2.8	2.8	2.3
苯丙氨酸＋酪氨酸	5.5	7.3	6.2	3.2	7.2	7.2	3.8
苏氨酸	2.8	3.1	3.6	2.8	2.5	2.5	2.9
缬氨酸	3.9	4.6	4.6	3.2	3.8	3.8	4.8
色氨酸	1.0	1.0	1.0	1.0	1.0	1.0	1.0

考点：蛋白质的分类

（三）蛋白质的营养分类

1. 完全蛋白质　所含必需氨基酸的种类齐全、数量充足、相互间比例也适当，近似于人体蛋白质的氨基酸模式，如奶类、蛋类、鱼类、家禽类肌肉部分的多数动物性食物蛋白质，以及植物性食物中大豆的蛋白质。

2. 半完全蛋白质　所含的必需氨基酸种类比较齐全，但相互间比例不合适，不能完全符合人体的需要，如小麦和大麦中的麦胶蛋白。

3. 不完全蛋白质　所含的必需氨基酸种类不齐全，相互间比例也不合适，如动物结缔组织中的蛋白质（如鱼翅、肉皮等），大多数蔬菜中的蛋白质。

（四）氮平衡

一定时间（24h）内，人体摄入与排出的氮基本相等称为氮平衡。即摄入氮和排出氮相等，为零氮平衡；摄入氮大于排出氮，为正氮平衡；摄入氮小于排出氮，为负氮平衡。通常以氮平衡来测试人体蛋白质需要量、评价人体蛋白质营养状况。关系式如下：

$$B=I-(U+F+S)$$

其中，B：氮平衡；I：摄入量；U：尿素氮；F：粪氮；S：皮肤等氮损失。

二、蛋白质的生理功能

考点：蛋白质的生理功能

（一）人体的重要组成部分

人体的神经、肌肉、皮肤、内脏、血液、骨骼等组织甚至毛发、指甲无一不含蛋白质。成年人体内蛋白质的含量为16.3%～18%。

（二）维持生命活动和调节生理功能

核蛋白构成细胞核并影响细胞功能；酶蛋白具有促进食物消化、吸收和利用的作用；血液中的脂蛋白、运铁蛋白、视黄醇结合蛋白具有运送营养素的作用；血红蛋白具有携带、运送氧的功能；白蛋白具有调节渗透压、维持体液平衡的功能。

（三）供给能量

1g食物蛋白质在体内可产生16.7kJ（4kcal）的能量。

三、食物蛋白质的营养价值评价

在营养学上，蛋白质的质量评价主要从以下 4 个方面考虑。

（一）蛋白质含量

蛋白质含量是评价食物蛋白质营养价值的基础。

一般情况下，动物性食物中的蛋白质含量高于植物性食物。植物性食物中，大豆的蛋白质含量相对较高。

知 识 链 接　　　　　　　　　　　　**食物中蛋白质含量的测定**

食物中蛋白质的含量并不能直接测定，但由于蛋白质是食物中唯一的含氮物质，所以，只要测定食物中的含氮量就可以知道蛋白质的含量。一般情况下，每 100g 蛋白质含有 16g 左右氮。因此，测定出 1 个食物样品的含氮量以后，将测定值乘以 100/16 或 6.25，就可以得到这个食物样品中蛋白质的含量。

（二）必需氨基酸含量和比值

食物蛋白质必需氨基酸含量及比值越接近人体需要的模式，就越容易被人体吸收利用，该蛋白质则称为优质蛋白，如蛋、奶、水产品和肉类等及大豆蛋白质。

（三）蛋白质的消化率

蛋白质的消化率（protein digestibility）是指食物蛋白质在机体内被消化酶分解和吸收的程度，是评价食物蛋白质营养价值的质的指标之一。

蛋白质消化率越高，被人体吸收利用的可能性就越大，营养价值也越高。常见食物中蛋白质的消化率见表 2-2。

表 2-2　常见食物中蛋白质的消化率

食物	消化率（%）	食物	消化率（%）
奶类	97～98	豆类	69～96
肉类	92～94	谷类	66～82
蛋类	98	薯类	70～74
鱼类	98	米饭	82
面包	79	大豆粉	75
马铃薯	74	花生粉	54

（四）蛋白质的生物学价值

蛋白质的生物学价值简称生物价（biological value，BV），是指食物蛋白质消化吸收后被机体潴留的程度。生物价越高，说明蛋白质的利用率越高，即蛋白质的营养价值越高。

四、蛋白质的食物来源与推荐摄入量

（一）食物来源

蛋白质广泛存在于动植物性食物中。动物性蛋白质来源于鱼、肉、蛋、乳等食物，其中蛋白质含量：肉类 10%～20%；蛋类 12%～14%；奶类 1.5%～4%。植物性蛋白质主要来源于谷物和豆类等植物，其中蛋白质含量：粮谷类 6%～10%；大豆 36%～40%。其他如硬果类：花生、核桃、葵花籽、莲籽，含蛋白质 15%～20%。我国以谷类为主食，由于数量大，目前我国居民膳食中来自谷类的蛋白质仍然占相当大的比例。为改善膳食蛋白质质量，膳食中优质蛋白应占膳食蛋白质总量的 30%～50%。

（二）推荐摄入量

参考摄入量：理论上成人每天约摄入 30g 蛋白质即能满足人体零氮平衡，但考虑到安全性和消化吸收等因素，成人按 0.8g/（kg·d）摄入为最佳。

五、蛋白质的互补作用

两种或两种以上食物混合食用，其中必需氨基酸取长补短、相互补充，使各种必需氨基酸的比例更接近人体的需要，从而提高了蛋白质的利用率。这种食物间相互补充其必需氨基酸不足的作用称为蛋白质的互补作用。几种食物混合后蛋白质的生物学价值见表 2-3。

表 2-3　几种食物混合后蛋白质的生物学价值

食物名称	单独食用生物学价值	混合食用所占比例（%）		
		1	2	3
小麦	67	37	—	31
大米	57	32	40	46
大豆	64	16	20	8
豌豆	48	15	—	—
玉米	60	—	40	—
牛肉干	76	—	—	15
混合食用蛋白质的生物学价值	—	74	73	89

我国民间早就有混食的习惯，如杂合面（玉米面和豆面）、腊八粥（大米、小米、高粱米、大豆、小豆、枣等）都具有蛋白质互补的优点。

六、蛋白质摄入量对人体健康的影响

膳食中蛋白质的摄入量不足或过多时，都会对人体健康产生不良影响。

（一）蛋白质缺乏症

蛋白质摄入量不足时，早期临床表现为消化不良、腹泻、脱水、失盐。继而肝脏受累，血浆白蛋白下降，导致水肿、肌肉萎缩、贫血、发育迟缓。在儿童可引起智力障碍，成人出现疲倦、体重减轻、抵抗力下降、伤口愈合不良等。

（二）蛋白质过多症

当膳食中蛋白质的供给量长期超过人体需要量时，蛋白质并不能被全部吸收利用，多余的蛋白质在体内反而需要通过肝脏的转化，再经肾脏从尿液中排出体外。这样不仅造成能量的浪费，还增加了人体肝脏、肾脏的负担。

第2节　脂　类

脂类是脂肪和类脂的总称，是由碳、氢、氧等元素组成的小分子有机化合物。它们的共同特点是难溶于水，易溶于有机溶剂，可以溶解脂溶性维生素及其他脂溶性物质。

一、脂类的分类

根据脂类的结构及功能，一般可将其分为三类：三酰甘油、磷脂和固醇类。食物中的脂类95%是三酰甘油，又称动脂；5%是磷脂和固醇类及其衍生物，又称定脂。在人体储存的脂类中，三酰甘油的含量达到99%。

二、脂类的生理功能

考点：脂类的生理功能

1. 构成身体组织和细胞的重要成分　如类脂中的磷脂、糖脂和胆固醇是组成人体细胞膜的类脂层的基本原料。细胞膜中含有大量脂肪酸，是细胞维持正常结构和功能的重要成分。

2. 储存和供给热能　1g 脂肪在体内氧化可产生 37.7kJ（9kcal）能量。当机体摄入能量过多时，体内储存脂肪增多，体重增加，体型发胖；机体长期能量摄入不足，会使体内储存脂肪消耗增加，从而使人消瘦。

3. 维持正常体温、保护脏器　脂类导热性差，不易传热，因此分布在皮下的脂类可以减少体内热量的过度散失，防止外界辐射热的侵入，对维持人的体温和御寒起重要作用。脂肪主要分布在腹腔、皮下和肌肉纤维之间，起保温隔热、支撑和衬垫作用。

4. 节约蛋白质作用　脂肪代谢产物与糖类产物结合，彻底氧化，充分提供能量，保护体内蛋白质（包括食物蛋白质）不被用作能源物质，使蛋白质更有效地发挥营养学意义。

5. 提供必需脂肪酸　必需脂肪酸多以脂类形式存在于食物中，因此只有通过摄入脂类，机体才能获得必需脂肪酸。

6. 促进脂溶性维生素的吸收　脂溶性维生素 A（β-胡萝卜素）、维生素 D、维生素 E 和维生素 K 只有溶解在脂类中才能被机体吸收利用。

7. 增加饱腹感、改善食品的感官性状　脂肪在胃内排空时间较长，有增加饱腹感作用；烹调加工时，脂肪可改变食品的色、香、味、形，促进食欲，增加食量。

8. 内分泌作用　脂肪组织分泌的瘦素、肿瘤坏死因子、白细胞介素等因子参与人体的代谢、免疫、生长发育等生理过程。

三、必需脂肪酸

（一）必需脂肪酸的概念及种类

1. 必需脂肪酸　是指人体不可缺少且自身不能合成，必须由食物供给的一类多不饱和脂肪酸。

2. 必需脂肪酸的种类　有亚油酸和 α-亚麻酸 2 种。亚油酸可转变生成 γ-亚麻酸、花生四烯酸等 n-6 系列脂肪酸；α-亚麻酸可转变生成二十碳五烯酸（EPA）、二十二碳六烯酸（DHA）等 n-3 系列脂肪酸。

（二）必需脂肪酸的生理功能

1. 是磷脂的重要组成成分　磷脂是细胞膜的主要构成成分，是膜磷脂具有流动特性的物质基础，所以必需脂肪酸与细胞膜的结构和功能直接相关。

2. 是合成前列腺素的前体。

3. 参与胆固醇的代谢。

必需脂肪酸长期缺乏可引起生长迟缓、生殖障碍、伤口愈合慢、皮肤损伤（出现皮疹），以及肾、肝、神经和视觉功能障碍等多种疾病。

四、脂类的营养价值评价

考点：膳食脂类的营养价值的评价指标

（一）脂肪的消化率

食物脂肪中不饱和脂肪酸含量高的，熔点低；饱和脂肪酸含量高的，熔点高。植物油中含不饱和脂肪酸多，熔点低，消化率高。一般植物脂肪的消化率要高于动物脂肪。几种食物油脂的熔点及消化率见表2-4。

表 2-4　几种食用油脂的熔点及消化率

名称	熔点（℃）	消化率（%）	名称	熔点	消化率（%）
羊脂	44~45	84	豆油	常温下液体	98
牛脂	42~50	88	芝麻油	常温下液体	98
猪脂	36~50	94	玉米油	常温下液体	97
椰子油	28~33	97.5	葵花籽油	常温下液体	96.5
菜籽油	常温下液体	99	鱼肝油	常温下液体	98

（二）必需脂肪酸的含量

必需脂肪酸含量越高，脂肪的营养价值也越高。一般情况下，植物性油脂中必需脂肪酸的含量高于动物性脂肪。几种常见食物油脂中必需脂肪酸的含量见表2-5。

表 2-5　几种常见食物油脂中必需脂肪酸的含量（%）

食用油脂	饱和脂肪酸	不饱和脂肪酸			其他脂肪酸
		油酸（$C_{18:1}$）	亚油酸（$C_{18:2}$）	亚麻酸（$C_{18:3}$）	
可可油	93	6	1	—	—
椰子油	92	0	6	2	—
橄榄油	10	83	7	—	—
菜籽油	13	20	16	9	42
花生油	19	41	38	0.4	1
茶油	10	79	10	1	1
葵花籽油	14	19	63	5	—
豆油	16	22	52	7	3
棉籽油	24	25	44	0.4	3
大麻油	15	39	45	0.5	1
芝麻油	15	38	46	0.3	1
玉米油	15	27	56	0.6	1
棕榈油	42	44	12	—	—
米糠油	20	43	33	3	—
猪油	43	44	9	—	3
牛油	62	29	2	1	7
羊油	57	33	3	2	3
黄油	56	32	4	1.3	4
鸡油	31	48	—	—	—

（三）各类脂肪酸的比例

人体对饱和脂肪酸、单不饱和脂肪酸和多不饱和脂肪酸的需要不仅要有一定的数量，还应有适当的比例，目前推荐的比值为1∶1∶1。

（四）脂溶性维生素的含量

天然食物中，脂溶性维生素往往存在于脂肪中。因此，脂肪是人体脂溶性维生素的重要来源。一般脂溶性维生素含量高的脂肪营养价值也高。

五、脂肪的食物来源与推荐摄入量

1. **食物来源**　人类膳食中2/3的脂肪来自植物油脂，1/3来自动物脂肪。植物性油脂主要来自各种坚果和植物的种子，如花生、菜籽、葵花籽、核桃、杏仁等食物。

2. 推荐摄入量（recommended nutrient intake，RNI）　我国成年人脂肪的每日摄入量应以占总热量的 20%～30% 为宜，每日为 50～60g；儿童和青少年为 25%～30%，婴儿为 35%～50%。此外，还应考虑必需脂肪酸供给量，我国推荐一般应占总能量的 1%～2%，需 8g/d 左右。同时，建议每日胆固醇摄取不宜超过 300mg。

六、脂类摄入量对人体健康的影响

1. 脂类摄入不足的表现　皮下脂肪过少、皮肤干燥、湿疹等症状。
2. 脂类摄入过量的表现　肥胖、高血压、高血脂、动脉粥样硬化和某些肿瘤的发生。

第3节　糖　类

糖类，是指由碳、氢、氧 3 种元素组成的一类有机化合物。其中，氢与氧的比例为 2∶1，与水分子的比例相同，故糖类又称为碳水化合物。糖类是人体供给热能的重要来源，占人体每日所需总热量的 55%～65%。

一、糖类的分类

考点：糖类的分类及其各自的主要代表

根据糖类在食物中的存在形式和化学结构不同，可将其分为以下几种。

1. 单糖　是糖类的基本组成单位，可直接被人体吸收。食物中最重要的单糖是葡萄糖、果糖、半乳糖和核糖。

2. 双糖　是由 2 分子单糖脱去 1 分子水缩合而成的化合物。双糖不能直接被人体吸收，在消化道中必须经过酶的水解作用生成单糖以后才能被吸收利用。双糖主要有蔗糖、麦芽糖、乳糖、海藻糖。

3. 寡糖　又称为低聚糖，其甜度通常只有蔗糖的 30%～60%。比较重要的寡糖是豆类食品中的棉籽糖和水苏糖。

4. 多糖　指水解后可以生成 10 个及以上单糖的糖类。无甜味，难溶于水。其中能被人体吸收的有淀粉和糖原，不能被吸收的主要有纤维素、半纤维素、果胶和木质素等构成的膳食纤维。

二、糖类的生理功能

可消化吸收的糖类与不可消化吸收的糖类，在人体生理功能的作用机制上有一定差别，见表 2-6。

表 2-6　可消化糖类与不可消化糖类对人体生理功能的比较

种类	食物来源	生理功能
可消化糖类	主要包括天然食物中的淀粉、蔗糖、乳糖等	供给和储存能量，每克糖类在体内氧化可提供 16.7kJ（4kcal）能量；构成人体组织；节约蛋白质作用；抗生酮和解毒作用；增强肠道蠕动和消化功能
不可消化糖类	一般指纤维素、半纤维素、木质素、果胶、树胶等	刺激肠道蠕动，预防肠道疾病；降低血糖、血脂和胆固醇，预防心血管、胆结石等疾病；增大食物体积，减少热能摄入，控制体重、预防肥胖；抑制致病菌生长，提高机体免疫力

三、糖类的食物来源与推荐摄入量

1. 食物来源　糖类的主要来源是谷类和根茎类等富含淀粉的食物，如大米、面粉、玉米、小米、甘薯、马铃薯等。蔬菜、水果及精制糖也可作为人体糖类的来源。乳糖只存在于乳类及其制品中，是婴儿所需糖类的重要来源。

2. 推荐摄入量　我国膳食中，每日糖类供给的能量可以占总能量的 55%～65%。膳食纤维的推荐摄入量为 25～35g。

四、糖类摄入量对健康的影响

1. 糖类摄入不足的表现　膳食中糖类长期供给不足时，会造成人体蛋白质营养不良，称为热能-蛋白质营养不良。

2. 糖类摄入过多的表现　糖类摄入过多时，就会造成肥胖。过多地摄入精制糖，中老年人高血糖、高血脂的发病率明显提高；儿童因不注意口腔卫生，龋齿发病率增加。

第4节　膳食纤维

膳食纤维是指植物性食物中不能被人体消化酶消化，且不被人体吸收的多糖和木质素。在营养学上，常根据溶解性将其分为可溶性膳食纤维和不可溶性膳食纤维两大类。前者包括果胶、树胶、豆胶、阿拉伯胶及魔芋多糖等；后者包括纤维素、半纤维素及木质素等。就营养学意义而言，前者大于后者。

一、膳食纤维的生理功能

考点：膳食纤维的生理功能

1. 促进排便，预防肠道疾病　膳食纤维能抑制厌氧菌的活动，促进嗜氧菌的生长。它能吸水膨胀，刺激肠道蠕动，促进排便，可有效地预防便秘、痔、结肠癌等。

2. 降低餐后血糖，预防控制糖尿病　膳食纤维可减少小肠对糖的吸收，使血糖不会因进食而快速升高，从而减少体内胰岛素的释放，有利于预防和治疗糖尿病。

3. 减少致癌物，预防癌症　大量的研究认为，高膳食纤维能降低大肠癌、乳腺癌、胰腺癌发病的危险性。

4. 降低血浆胆固醇，预防冠心病和胆石症　膳食纤维可吸附胆酸，使脂肪、胆固醇等吸收率下降，达到降血脂作用。每天摄入 3g 可溶性纤维即可起到降血脂的作用，可有效地预防心脑血管疾病和胆石症的发生。

5. 控制体重，预防肥胖　膳食纤维吸收膨胀，增加饱腹感，能延缓排空时间，从而减少能量的摄入，达到控制体重和预防肥胖的效果。

6. 改善口腔功能，降低龋齿和牙周病的发生　高纤维膳食能增加咀嚼，增强口腔肌肉功能，促进唾液分泌，缓冲酸碱作用，改善口腔卫生状况。

二、膳食纤维的食物来源与推荐摄入量

1. 食物来源　主要来源于谷类、薯类、豆类、水果和新鲜蔬菜等天然植物性食物。一般绿叶蔬菜比根茎类食物含量高；水果的果皮、谷类和豆类的种子皮含量很高，所以谷类加工越精细，膳食纤维丢失越多。

2. 推荐摄入量　世界卫生组织（WHO）建议成人膳食纤维摄入量标准为 27～40g；我国营养学会建议我国成人每天摄入量为 25～35g。

三、膳食纤维摄入量对健康的影响

膳食纤维摄入过多，会影响机体对蛋白质、无机盐等营养素的消化吸收。

知识链接　　　　　　　　　　膳食纤维对血脂的影响

膳食纤维在体内不能被分解利用，却是膳食中不可缺少的成分。流行病学调查发现，经常食用高纤维膳食的人群血浆胆固醇含量较低。在实验条件下给予高豆荚膳食可降低血胆固醇水平。果胶也可使胆固醇水平降低，如将柑橘凝胶混合物（含果胶15g）加入正常人膳食中，3周后血浆胆固醇平均降低13%。

第5节　维　生　素

维生素是维持人体生命活动必需的一类低分子有机物。维生素的共同特点：以其本身或以可被机体利用的前体形式存在于天然食物中；在体内既不参与构成组织又不能提供能量，但常以辅酶或辅基形式担负着特殊的代谢功能；机体需要量极少但绝对不可缺少，否则可能会引起相应疾病；一般不能在体内合成（维生素D、维生素K例外），或合成数量很少，必须由食物供给。

维生素的种类很多，按其溶解性分为脂溶性维生素和水溶性维生素两大类。脂溶性维生素是指不溶于水而溶于脂肪及有机溶剂的维生素，包括维生素A、维生素D、维生素E、维生素K。水溶性维生素是指可溶于水而不溶于脂肪及有机溶剂的维生素，包括B族维生素（维生素B_1、维生素B_2、维生素PP、维生素B_6、维生素B_{12}、叶酸等）和维生素C。

一、维　生　素　A

案例2-2

患者，成年男性，因眼睛不适就诊。经检查发现其暗适应能力下降，角膜干燥、发炎，球结膜出现泡状灰色斑点。

问题： 该患者最有可能缺乏哪一种营养素？

维生素A，又称为视黄醇，也称抗干眼病维生素。

（一）理化性质

维生素A和胡萝卜素遇热和遇碱均稳定，在一般烹调和罐头加工工艺中不易被破坏，但是维生素A极易氧化，特别在高温条件下，紫外线照射可加快这种氧化破坏。脂肪氧化变质时，其中的维生素A也会遭受破坏。故维生素A制剂（如鱼肝油）应储存于棕色瓶内，避光保存。

（二）生理功能

1. 参与眼球视网膜内视紫红质的合成与再生，维持正常视觉功能　视网膜中的杆状细胞含有感光物质视紫红质，对暗视觉十分重要。维生素A缺乏可引起夜盲症。

2. 促进机体的正常生长发育　维生素A可以促进蛋白质的合成，调节机体多种组织细胞的增殖和分化，从而维持机体的正常生长发育。

3. 维持上皮组织细胞的正常形态和功能　维生素A可以保持黏膜上皮细胞中糖蛋白的合成，调节上皮组织细胞的生长，从而维持上皮组织细胞的正常形态与功能。

4. 抗氧化功能和抑制肿瘤作用　类胡萝卜素能捕获自由基，淬灭单线态氧，提高抗氧化防御能力。维生素A还可以通过调节细胞的分化、增殖和凋亡等，起到抑制肿瘤的作用。

考点： 维生素A的生理功能

5. 提高机体的免疫功能　维生素A通过增强巨噬细胞和自然杀伤细胞的活力，以及改变淋巴细胞的生长和分化以提高机体免疫能力。

（三）食物来源与推荐摄入量

维生素A最好的来源是各种动物肝脏和鱼卵，全奶、奶油及禽蛋含量也较多；植物性食物只能提供胡萝卜素和各种类胡萝卜素，主要存在于深绿色、红黄色的蔬菜及水果中。

根据中国营养学会的推荐，我国居民维生素A的推荐摄入量：成年男性为800μgRE/d，女性为700μgRE/d，妊娠中、后期妇女为900μgRE/d，乳母为1200μgRE/d。维生素A的可耐受最高摄入量：成年为3000μg RE/d，孕妇为2400μgRE/d。

（四）维生素A缺乏或摄入过多对健康的影响

长期缺乏维生素A，会引起夜盲症、眼干燥症、皮肤角化症等疾病的发生。过多症主要症状表现在肝脏、皮肤和骨骼。肝脏出现肿大、肝区疼痛、恶心、呕吐、食欲缺乏、黄疸等症状，容易被误诊为肝炎；皮肤等会出现瘙痒、皮疹、脱皮、脱发、指甲变脆易断等症状。

二、维 生 素 D

维生素D，又称为钙化醇或抗佝偻病维生素。它属于固醇类，主要包括维生素D_2和维生素D_3。在人和动物皮下组织中的7-脱氢胆固醇，经紫外线照射形成维生素D_3；存在于藻类植物及酵母中的麦角固醇，经紫外线照射形成维生素D_2。因此，维生素D又称为"阳光维生素"。

（一）理化性质

化学性质比较稳定，在中性和碱性环境中耐热，不易被氧化破坏。如在130℃下加热90min，仍能保持其活性，但在酸性环境中则逐渐分解，当脂肪酸败时可使其中的维生素D破坏。

考点：维生素D的生理功能

（二）生理功能

主要功能是调节体内钙、磷代谢，促进钙、磷的吸收和利用，以构成健全的骨骼和牙齿。

（三）食物来源与推荐摄入量

在动物肝脏中的含量比较高。其他食物如蛋黄、奶油、奶酪中，维生素D含量较高，而瘦肉、鲜奶中维生素D含量较低，蔬菜、水果中几乎不含维生素D。

中国营养学会推荐适宜摄入量（adequate intake，AI）：0～10岁10μg/d，11岁至成人5μg/d，50岁以后为10μg/d。维生素D的可耐受最高摄入量为每天20μg。

（四）维生素D缺乏或摄入过多对健康的影响

维生素D缺乏或不足，钙、磷代谢紊乱，血中钙、磷水平降低，致使骨组织钙化发生障碍，在婴幼儿期出现佝偻病；成年人发生骨软化症，多见于孕妇、乳母和老年人。

过多症多见于长期大量服用浓缩维生素D的儿童，可出现食欲缺乏、体重减轻、恶心、呕吐、腹泻、头痛等。

三、维 生 素 E

维生素E因与动物的生育功能有关，所以又称为生育酚，或抗不孕维生素。

考点：维生素E的理化性质

（一）理化性质

维生素E溶于有机溶剂，对热、酸稳定，遇碱易破坏氧化；油脂酸败易导致维生素E的加速破坏；一般烹饪方法对维生素E的结构及活性损伤不大，但切忌油炸，因油炸后食物中维生素E活性明显降低。

（二）生理功能

维生素E的生理功能有：抗氧化作用；预防和延缓衰老；与动物的生殖生育有关；促进蛋白

质更新合成；抑制血小板的聚集作用；增强机体免疫功能和抑制肿瘤发生。

（三）食物来源与推荐摄入量

维生素 E 含量丰富的食品有植物油、麦胚、硬果、种子类、豆类、蛋黄等；绿叶植物中的维生素 E 含量高于黄色植物；肉类、鱼类等动物性食品及水果维生素 E 含量很少。

维生素 E 的膳食推荐摄入量为成年人每日 14mg，其可耐受的最高摄入量为每天 800mg。

（四）维生素 E 缺乏或摄入过多对健康的影响

维生素 E 缺乏症比较少见。维生素 E 缺乏时，可出现视网膜退变、蜡样质色素积聚、溶血性贫血、肌无力、神经退行性变、小脑共济失调等症状。维生素 E 虽然毒性不高，但过量服用会发生呕吐、腹泻、盗汗、疲倦、头疼等症状。

四、维 生 素 B_1

维生素 B_1，又称硫胺素、抗脚气病维生素。

（一）理化性质

维生素 B_1 为白色结晶，易溶于水，在酸性中稳定，比较耐热，不易被破坏，在碱性中对热极不稳定，一般煮沸加温可使其大部分破坏。故在煮粥、蒸馒头时加碱，会造成米面中维生素 B_1 大量损失。

（二）生理功能

1．辅酶功能　焦磷酸硫胺素（TPP）是维生素 B_1 的辅酶形式，与能量代谢有关。

2．非辅酶功能　在神经组织中可能具有一种特殊的非酶作用。

3．其他　TPP 可能具有调控某些离子通道的功能。

（三）食物来源与推荐摄入量

维生素 B_1 的食物来源较广，其良好来源是动物内脏，如肝、肾、心和瘦肉及全谷类、豆类和坚果类，蔬菜、水果中的含量较少。目前谷类仍为我国传统饮食摄取维生素 B_1 的主要来源。维生素 B_1 主要存在于谷物糊粉层和胚芽中，过度碾磨的精白米、精白面会造成维生素 B_1 大量丢失。

维生素 B_1 的推荐摄入量为成年男性每天 1.4～1.5mg，成年女性每天 1.2～1.3mg，孕妇每天 1.5mg，哺乳期妇女每天 1.8mg。维生素 B_1 可耐受最高摄入量为每天 50mg。

（四）维生素 B_1 缺乏对健康的影响

维生素 B_1 缺乏时，致使丙酮酸堆积在神经组织中，可引起多种神经炎症，如脚气病。维生素 B_1 缺乏，早期表现为疲乏无力、肌肉酸痛、食欲下降、体重减轻，继而出现典型的症状——上升性对称性周围神经炎。

考点：维生素 B_1 缺乏症

五、维 生 素 B_2

维生素 B_2，又称核黄素。

（一）理化性质

维生素 B_2 为黄色粉末状结晶，味略苦，水溶性，但溶解度低，在酸性及中性环境中对热稳定，在紫外线照射和碱性环境中易被分解破坏。

（二）生理功能

维生素 B_2 的生理功能有：参与体内生物氧化与能量代谢；参与烟酸和维生素 B_6 的代谢；其他作用：参与体内抗氧化防御系统，维持还原型谷胱甘肽的浓度；与体内铁的吸收、储存、动员有关，在防止缺铁性贫血中有重要的作用。

（三）食物来源与推荐摄入量

维生素 B_2 广泛存在于动植物中，尤其在动物的肝脏、肾脏、心脏中含量比较高；鱼类中鳝鱼的含量最高；植物性食物中豆类和绿叶蔬菜的含量高于其他植物性食物。

我国成人膳食维生素 B_2 的推荐摄入量男性为 1.4mg/d，女性为 1.2mg/d，婴儿、儿童、孕妇、乳母可适当增加。

考点：维生素 B_2 缺乏症

（四）维生素 B_2 缺乏对健康的影响

维生素 B_2 为水溶性维生素，不易在体内储存，不会对人体造成毒性影响。维生素 B_2 严重缺乏时，会产生口腔、皮肤、眼等部位的病变，常见的有口角炎、唇炎、舌炎、面部皮肤病、阴囊炎和脂溢性皮炎等。老年人白内障的发生也与维生素 B_2 的缺乏有关。

六、维 生 素 C

维生素 C，又称为抗坏血病维生素。

（一）理化性质

维生素 C 溶于水、有酸味，性质不稳定，易被氧化破坏，尤其遇碱性物质、氧化酶及铜、铁等重金属离子，更易被氧化破坏。在酸性环境中对热稳定，所以烹调蔬菜时加少量醋可以避免维生素 C 被破坏。

考点：维生素 C 的生理功能

（二）生理功能

维生素 C 的生理功能有：抗氧化作用；改善钙、铁和叶酸的利用；清除氧自由基；作为羟化过程底物和酶的辅助因子；促进类固醇的代谢；参与合成神经介质；其他作用：能促进抗体形成，增强人体抵抗力；可以缓解有毒物质如汞、铅、砷、苯及某些药物、细菌毒素的毒性；可阻断亚硝胺的合成，预防肿瘤。

知识链接　　　　　　　　　　**维生素 C 与坏血病**

截止两百多年前，很多去航海的人都知道自己此行只有很少的生还机会，其原因不只是可能遇到海盗，也不单可能死于风暴，而很大机率可能会因患上坏血病而死。为了寻找坏血病的治疗方法，当时有一位英国医生将一些患坏血病的海员进行分组。在各组的食物中分别加了醋、盐酸、海水、柑橘或柠檬。结果那些吃新鲜水果的人很快就被治愈了。我国明朝时郑和七次下西洋都取得成功，船上水手无一人因患坏血病而亡，据说就是由于携带了大量的黄豆上船。黄豆可发豆芽，而豆芽中维生素 C 含量相当丰富，这样就解决了维生素 C 缺乏的问题，也就能很好地完成航海任务。

（三）食物来源与推荐摄入量

1. 食物来源　维生素 C 广泛存在于新鲜蔬菜和水果中，特别是在绿叶蔬菜和酸性水果中含量丰富。植物种子（粮谷、豆类）不含维生素 C，但豆类在发芽时含有维生素 C。

2. 推荐摄入量　我国成人维生素 C 的推荐摄入量为 100mg/d，孕妇 115mg/d，乳母 150mg/d。维生素 C 的可耐受最高摄入量为每天 1000mg。

（四）维生素 C 缺乏对健康的影响

维生素 C 缺乏主要引起坏血病。临床症状早期表现为疲劳、倦怠、皮肤瘀点瘀斑、毛囊角化，继而出现牙龈肿胀出血，球结膜出血，人体抵抗力低下，伤口久治不愈合，骨质疏松等。

第6节　无 机 盐

地壳土壤中含有的 92 种天然元素，在人体几乎都能检测到，且在人体内的含量比例与土壤中一致。在人体需要的几十种元素中，除碳、氢、氧、氮四种元素外，其余的元素统称为无机盐、矿物质或灰分。

按照化学元素在人体内含量的多少，可将无机盐分为常量元素和微量元素两类。常量元素又称为宏量元素，是指在人体内的含量大于体重的 0.01%，包括钙、镁、钾、钠、磷、氯、硫 7 种元素。微量元素又称为痕量元素，是指在人体内的含量小于体重的 0.01%，包括铁、碘、铜、锌、钴、锰、钼、硒、铬、镍、锡、硅、氟、钒 14 种元素。

无机盐在人体内的分布极不均匀，其主要生理功能可概括为以下几个方面。

（1）无机盐是构成细胞、组织的成分。

（2）调节细胞膜的通透性、维持正常渗透压及酸碱平衡。

（3）无机盐是激素、维生素、蛋白质和多种酶的构成成分或活性因子。

（4）维持神经肌肉的兴奋性，参与神经活动和肌肉收缩。

考点：无机盐的生理功能

一、钙

钙居人体内无机盐含量之首。成人体内含钙约 1200g，占体重的 1.5%～2.0%，其中 99%集中在骨骼和牙齿中，存在形式主要为羟基磷灰石；约 1%的钙常以游离或结合离子状态存在于软组织、细胞外液及血液中，与骨骼中的钙维持着动态平衡。

案例 2-3

某孕妇，因妊娠反应强烈，不愿吃动物性食品，只吃蔬菜、水果和粮谷类食物。至妊娠中期出现手足麻木、关节痛，并有抽筋现象。

问题： 1. 该孕妇出现抽筋现象最有可能的原因是什么？

2. 为了有效地纠正营养素缺乏，该孕妇最好同时补充哪一种营养素？

（一）生理功能

构成骨骼和牙齿；调节体内酶的活性；促进细胞信息传递；维持神经与肌肉的活动；参与凝血；维持细胞膜的稳定性；其他功能：钙还参与激素的分泌、维持酸碱平衡及调节细胞的正常生理功能。

考点：钙的生理功能

（二）影响钙吸收的因素

1. 促进钙吸收的因素 食物中的维生素 D、乳糖、蛋白质等能促进钙盐的溶解，有利于钙的吸收；肠内的酸度影响钙的吸收；乳酸、氨基酸等均能促进钙盐的溶解，有利于钙的吸收；胆汁可提高脂酸钙的可溶性，促进钙的吸收。

2. 抑制钙吸收的因素 粮谷蔬菜类食物中的草酸、植酸、磷酸等与钙形成不溶性的盐，阻止钙吸收；膳食纤维中的糖醛酸残基与钙结合，抑制钙吸收；未被消化的脂肪酸与钙结合形成皂钙，抑制钙吸收；一些碱性药物（苏打、盐酸小檗碱、四环素等）也影响钙吸收；绝经期和老年等因素也影响钙吸收。

考点：影响钙吸收的因素

3. 食物来源与推荐摄入量 奶及奶制品不仅含钙丰富且吸收率高，是钙的最佳食物来源。发酵的酸奶更有利于钙的吸收。其次，虾皮、海带、蛋黄、豆类、油料种子及蔬菜等含钙也很丰富。硬水中也含有相当量的钙。

根据我国居民钙的营养现状，中国营养学会针对不同人群分别制定了钙的每日适宜摄入量：出生到 0.5 岁婴幼儿为 300mg；0.5～1 岁为 400mg；1～3 岁为 600mg；4～10 岁为 800mg；11～18 岁为 1000mg；18 岁以上为 800mg；妊娠晚期与乳母为 1200mg；妊娠早期及 50 岁以上为 1000mg。我国成年人钙的可耐受最高摄入量为每天 2g。

4. 钙缺乏对健康的影响   钙缺乏症是一种常见的营养素缺乏病，不同年龄的人有不同的表现。长期钙的代谢缺乏可影响婴幼儿的骨骼和牙齿发育，严重时可导致佝偻病；成年人则可能出现骨质疏松症和骨质软化症；近年来有研究表示，缺钙可能与高血压、结肠癌、男性不育和精子质量降低有关。

知识链接   钙制剂与补钙

当前，我国居民普遍缺钙，补钙已成为国人关注的社会问题。市场上的钙制剂品种繁多，主要分为两大类：无机钙和有机钙。无机钙以碳酸钙为代表，其特点是含钙量高、价格便宜、吸收率较高，但易引起嗳气、便秘等不良反应；有机钙以葡萄糖酸钙、乳酸钙为代表，前者刺激性小但溶解缓慢，后者易溶解但含钙量低。好的钙剂应符合以下标准：溶解度大，吸收率高，生物利用度高，重金属含量低，价格低。

二、铁

铁是人体中必需微量元素里含量最高的一种。成年人体内含铁总量为 4～5g，其中有 60%～70% 存在于血红蛋白中，3% 存在于肌红蛋白，1% 存在于含铁酶类，其余约有 30% 为储存形式的铁。铁在体内的含量随年龄、性别、营养和健康状况等因素有很大的个体差异，铁缺乏仍是目前世界性的营养问题之一。

考点：铁的生理功能

（一）生理功能

铁是组成血红蛋白和肌红蛋白的成分，参与氧和二氧化碳的运输；铁对于维持免疫系统的正常功能具有一定的作用；铁是构成细胞色素酶、过氧化氢酶、过氧化物酶等的重要成分，参与组织呼吸，促进生物氧化还原反应；对于维持中枢神经系统的正常功能具有一定的作用。

考点：影响铁吸收的因素

（二）影响铁吸收的因素

1. 促进铁吸收的因素   ①膳食中有利于铁吸收的成分，如蛋白质类食物能够刺激胃酸分泌，促进铁吸收；维生素 C 是铁吸收的有效促进因子，当膳食中铁与维生素 C 的比例达到 1:5 或 1:10 时，非血红素铁的消化吸收率可以提高 3～6 倍；枸橼酸、乳酸、丙酮酸、琥珀酸及酒石酸等可促进铁吸收。②膳食铁存在形式，动物性食物中的铁主要以血红素铁存在，有利于吸收。③人体因素，如贫血、孕妇、乳母、处于生长发育期等可使铁需要量增加；月经过多、钩虫感染、血吸虫病、痢疾等造成铁丢失过多，促进人体增加铁的吸收。

2. 阻止铁吸收的因素   ①膳食中不利于铁吸收的成分：铅、铬、锰等无机盐过多摄入会竞争抑制铁吸收；一些金属络合物〔如乙二胺四乙酸（EDTA）〕可阻碍人体对铁的吸收；非营养成分（如植酸、草酸、单宁多酚类物质等）与铁结合形成难溶性的盐，阻止铁吸收。②膳食铁存在形式：植物性食物中的非血红素铁不利于铁吸收。③人体因素：某些疾病（如胃酸缺乏、萎缩性胃炎、过多摄入酸性药物）影响铁吸收；胃肠道 pH 对铁复合物的形成及溶解性有一定作用，影响铁吸收。

（三）食物来源及推荐摄入量

膳食中铁的良好来源为动物性食品，如肝脏、瘦肉、鸡蛋、动物全血、禽类、鱼类等。但奶的含铁量较少，牛奶的含铁量更低，长期食用牛奶喂养的婴儿应及时补充含铁量丰富的食物。海带、芝麻的铁含量较高，豆类及红薯、蛏子、蚌肉、油菜、芹菜、藕粉含铁量也较丰富。口服铁剂和输血可致铁摄入过多。

铁的适宜摄入量：成年男性 15mg/d，女性 20mg/d；孕妇及乳母 25～35mg/d；老年人 15mg/d；成人可耐受最高摄入量为 50mg/d。

（四）铁缺乏对健康的影响

膳食铁长期供给不足，可引起体内铁缺乏或导致缺铁性贫血。婴幼儿、孕妇及乳母更易发生。

缺铁还可引起智力发育的损害及行为改变，损害儿童的认知能力，降低抗感染能力。

三、碘

人体内含碘 20～50mg，相当于 0.5mg/kg，甲状腺组织内含碘最多，占 20%，其余的碘存在于血浆、肌肉、肾上腺和中枢神经系统、胸腺等组织中。

（一）生理功能

碘在人体内主要参与甲状腺素的合成。甲状腺素在体内的主要作用：调节能量代谢；促进脑发育；促进体格发育；甲状腺激素还能调节水盐代谢，可防止组织内水盐潴留；促进维生素的吸收等。

（二）食物来源及推荐摄入量

人体所需要的碘，一般从饮水、食物和食盐中获得。含碘丰富的海产品有海带、紫菜、鲜鱼、蛤干、干贝、虾、海参及海蜇等。蛋、奶的碘含量较高，大于一般肉类，肉类大于淡水鱼。植物性食物含碘量最低，尤其是蔬菜和水果。

人体对碘的需要量取决于对甲状腺素的需要量。中国营养学会建议碘的推荐摄入量：成人为 150μg/d，孕妇和乳母为 200μg/d；成人可耐受最高摄入量为 2000μg/d。

（三）碘缺乏对健康的影响

长期碘缺乏、低碘膳食、摄入含抗甲状腺素因子的食物，均可引起碘缺乏性疾病。碘缺乏病是世界上流行最广泛的地方性疾病。成年人若长期处于缺碘状态，可引起甲状腺组织代偿性增生，进而出现甲状腺肿大，俗称"大脖子病"。孕妇缺碘会使胎儿生长发育迟缓，智力低下甚至痴呆，俗称"呆小病"，医学上称"克汀病"。

考点：碘缺乏病

四、锌

成年人体内含锌量为 2.0～2.5g，主要存在于肌肉、骨骼、皮肤中。锌在人体中虽为微量元素，作用却非常大，有"生命的火花塞"之称。

（一）生理功能

锌是构成酶的成分或酶的激活剂；促进性器官和性功能的正常发育；维护正常视力；促进生长发育和组织再生；增强食欲和提高免疫功能；在维护皮肤和毛发的健康及细胞膜的完整性方面也起着重要作用。

考点：锌的生理功能

（二）影响锌吸收的因素

（1）促进锌吸收的因素：维生素 D 可促进锌的吸收；动物性食物中锌的利用率较高。

（2）抑制锌吸收的因素：植物性食物中含有的植酸、鞣酸和纤维素等均不利于锌的吸收。我国居民膳食以植物性食物为主，含植酸和纤维较多，锌的生物利用率一般为 15%～20%。

（三）食物来源与推荐摄入量

锌在食物中广泛存在，一般贝壳类海产品、红色肉类、动物肝脏都是锌的极好来源，干果类、谷类胚芽和麦麸也富含锌，而一般植物性食物含锌较低。

中国居民膳食中，成年男性每日锌的推荐摄入量为 15mg，可耐受最高摄入量为 45mg；成年女性每日锌的推荐摄入量为 11mg，孕妇为 15mg，哺乳妇女为 27mg，可耐受最高摄入量为 37mg。

（四）锌缺乏对健康的影响

锌缺乏表现为生长迟缓（严重者患侏儒症）、认知行为改变等症状。生长期儿童极易出现锌缺乏，常有食欲缺乏、味觉迟钝甚至丧失、异食癖、皮肤创伤不易愈合、易感染、第二性征发育障碍等症状。

五、硒

硒是地壳中含量极少的稀有元素，1817 年首次被发现，1957 年我国学者首先提出克山病与缺硒有关，并在大规模的克山病防治过程中得到进一步的验证。人体内硒总含量为 14～20mg，存在于所有细胞与组织器官中，在体内主要以硒蛋氨酸和硒半胱氨酸两种形式存在。

考点：硒的生理功能

（一）生理功能

抗氧化作用；维护心血管和心肌的健康；拮抗体内重金属的毒性作用；适量补硒可以提高机体免疫力；硒在体内的代谢产物可抑制癌细胞生长。

（二）影响硒吸收的因素

1. 促进硒吸收的因素　维生素 E 可提高机体对硒的利用；充足的铁可以提高硒的利用率；饮食中含硫氨基酸含量低时，直接影响谷胱甘肽的合成；人体对不良环境（如拥挤、寒冷或炎热等）产生应激反应时，比一般情况需要更多的硒。

2. 抑制硒吸收的因素　肠内微生物会干扰硒的吸收；不同形态的硒有不同的利用率，有机硒的利用率高于无机硒。

（三）食物来源与推荐摄入量

海洋食物和动物的肝、肾及肉类是硒的良好来源。谷类和其他种子的硒含量因土壤的含硒量不同而差异较大，蔬菜和水果的含硒量甚微，饮用水中的硒含量也较少。

硒的需要量是以防止克山病发生为指标的最低硒摄入量。中国营养学会提出硒推荐摄入量：成人为 50μg/d，孕妇为 50μg/d。成人可耐受最高摄入量为 400μg/d。

（四）硒缺乏对健康的影响

人体缺硒被证实是克山病的主要原因。调查发现人体缺硒可引起心肌损害为特征的克山病；硒缺乏也被认为是大骨节病的重要原因，主要发生在青少年，严重影响骨发育。

知识链接　　　　　克山病

克山病是一种以心肌变性坏死为主要病理改变的地方病，亦称地方性心肌病。1935 年在我国黑龙江省克山县发现大批病例，主要表现为心脏扩大、心室壁不增厚、心力衰竭、心律失常，因病因不明确，故命名为"克山病"。现已证明克山病是一种与环境低硒含量关系密切的地方性心肌疾病。

第7节　水

水是一种宏量营养素，广泛存在于自然界中，是重要的营养物质，是一切生物赖以生存的最基本物质。不同年龄、性别的人群，由于新陈代谢的速度不同，水占体重的比例也有很大的差别。成年男性总水量约占体重的 70%，成年女性总水量约占体重的 50%，小儿体内含水量约占体重的 75%。人如果断食而只饮水，尚可生存数周；但如果断水，则只能生存数日。一般断水 5～10 日即可危及生命。断食至所有体脂和组织蛋白质耗尽 50%时，才会死亡；而断水至失去全身水分 10%就可能死亡。由此可见水对生命的重要性。

考点：水的生理功能

一、水的生理功能

（1）构成人体组织的重要成分。

（2）促进营养素的消化、吸收。

（3）良好的溶剂和运输工具。

（4）为细胞内的物质代谢提供适宜的环境。

（5）调节体温。

（6）关节、肌肉和体腔的润滑剂。

二、水的需要量

人体所需要的水主要来源于三个方面：饮用水、各种饮料及固体食物中的水分和代谢水。

水的需要量主要受代谢情况、年龄、体力活动、温度、膳食、疾病和损伤等因素的影响。一般情况下，人体对水的最低需要量是 1500ml/d，水供给量按能量计是每天 0.24～0.36ml/kJ 或 1.0～1.5ml/kcal。随着年龄增长，水的相对需要量（即每千克体重的需水量）下降。中国营养学会建议我国居民每人每天需水量：8～9 岁 70～100ml/kg，10～14 岁 50～80ml/kg，成人 40ml/kg 或每日最少饮水 1200ml。

三、水的代谢与平衡

人体在正常情况下，经皮肤、呼吸道或以尿和粪的形式从体内排出一定量的水分。因此，应当补充相应数量的水。每人每天排出的水量和摄入的水量必须基本保持相等，称为"水平衡"。人体水的摄入、排泄与平衡见表 2-7。

表 2-7　人体水的摄入、排泄与平衡

水的摄入途径	水的摄入量（ml）	水的排泄途径	水的排泄量（ml）
固体食物中的水分	1115	尿液排泄	1295
各种液体	1180	呼吸及皮肤蒸发	1214
代谢水	279	粪便排出	56
合计	2574	合计	2565

人体水代谢不平衡主要表现在缺水和水摄入过多两个方面。

1. 缺水对机体的影响　机体缺水常见的症状是口渴，并伴有乏力、情绪激动、兴奋等症状。严重时可出现肌肉抽搐、手足麻木、血压降低、脉搏细弱、肢体冰凉等症状。更严重时，由于机体电解质代谢紊乱而抽搐死亡。

2. 水摄入过多对机体的影响　大量饮水而电解质摄入不足或水在体内异常潴留和分布，可导致体内水过多和引起水中毒，临床上多见于肝疾病、肾疾病和充血性心力衰竭等患者。严重水过量时，会出现血压升高、水肿明显等症状，甚至出现急性衰竭而死亡。

第8节　热　　能

案例 2-4

患者，女性，初三学生，因最近一段时间上课时经常感到头晕、困倦来医院就诊。自述近来接受和理解知识效率低，甚至听不进课，学习成绩下降。检查结果显示，除血糖偏低外一切正常。经询问得知，该女生因怕肥胖，平时控制主食量，早餐不吃或仅喝一杯牛奶。

问题：如何解决该女生存在的问题？

人体不仅在劳动、运动及学习等过程中需要热能，在安静状态下也要消耗一定的热能。人体能量来源于蛋白质、糖类和脂肪三大供能营养素，能量消耗主要用于维持基础代谢、从事体力活动和食物特殊动力作用。

一、热能单位和热能系数

（一）热能单位

能量的单位多年来一直用卡（calorie，cal）或千卡（kilocalorie，kcal）表示。目前，国际上通用的能量单位是焦耳（Joule，J）。它们之间的换算关系如下。

$$1kcal＝4.184kJ$$

$$1kJ＝0.239kcal$$

在实际应用中，使用千卡作为能量单位的情况已成传统。

（二）热能系数

蛋白质、糖类和脂肪在体内氧化后均可释放能量，称为"产能营养素"。

三大产能营养素热能系数如下所述。

1g 蛋白质：4kcal。

1g 脂肪：9kcal。

1g 糖类：4kcal。

（三）热能计算

食物所含热能的计算方法是将食物中三大产能营养素的质量（g）乘以各自的热能系数。

例如，一杯150g的牛奶，其发热量为多少千卡？

（1）查食物成分表可知，100g 牛奶含蛋白质 3.3g、脂肪 4.0g、糖类 5.0g。可推算出 150g 牛奶含蛋白质 4.95g、脂肪 6.0g、糖类 7.5g。

（2）总热量＝蛋白质的发热量＋脂肪的发热量＋糖类的发热量

$$＝4.95g×4kcal＋6.0g×9kcal＋7.5g×4kcal$$

$$＝19.8kcal＋54.0kcal＋30.0kcal$$

$$＝103.8kcal$$

故，一杯 150g 的牛奶，发热量为 103.8kcal。

二、决定热能需要的主要因素

考点：人体热能的消耗包括哪几个方面

（一）基础代谢

基础代谢（basal metabolism，BM）是指人体维持生命需要的最低能量代谢，是人体处于空腹、静卧、适宜的室温（20～25℃）及清醒状态下，测定的维持体温、心跳、呼吸等机体最基本生命活动所必需的能量消耗。

基础代谢率是指人体处于基础代谢状态下，每小时每平方米体表面积（或每千克体重）的热能消耗。

通过测定，正常成年男性每千克体重、每小时基础代谢率为 1kcal，正常成年女性每千克体重、每小时基础代谢率为 0.95kcal。因此，成年男女一天基础代谢率可以用下列简单的公式进行计算：

$$男性一天基础代谢率＝1×24×体重（kg）$$

$$女性一天基础代谢率＝0.95×24×体重（kg）$$

一般情况下，基础代谢所消耗的热能占人体一天热能总消耗的 50% 左右。

（二）体力活动

各种体力活动所消耗的能量一般占人体总能量的 15%～30%，并与人体活动时间、活动强度密切相关。中国营养学会建议我国人群的劳动强度划分为轻、中、重三级，见表 2-8。

表 2-8　中国成人活动水平分级

劳动强度	职业工作时间分配	工作内容举例	体力活动水平（PAL）	
			男	女
轻	75%时间坐或站立 25%时间站着活动	办公室工作、修理电器钟表、售货员、酒店服务员、化学实验操作、讲课等	1.55	1.56
中	25%时间坐或站立 75%时间特殊职业活动	学生日常活动、机动车驾驶、电工安装、车床操作、金工切割等	1.78	1.64
重	40%时间坐或站立 60%时间特殊职业活动	非机械化农业劳动、炼钢、舞蹈、体育活动、装卸、采矿等	2.10	1.82

注：PAL，即体力活动水平。

（三）食物的特殊动力作用

食物的特殊动力作用又称为食物的热效应，是指因摄食而引起热能额外消耗增加的现象。

对于中国人来说，普通混合膳食的特殊动力作用约占总热能的 10%，吃得越多，能量消耗也越多，吃得快比吃得慢食物热效应高。食物热效应与食物成分、进食量和进食频率有关，通常含蛋白质丰富的食物最高，其次是富含糖类的食物，最后才是富含脂肪的食物。

（四）特殊生理需要

对于婴幼儿、青少年来说，生长发育需要一定热能。经过测定，婴幼儿、青少年每增加 1g 体重，就需要 5kcal 的能量。

对于儿童、孕妇、乳母，以及长期患病、引起机体高消耗后而处于康复期的患者，其热能的消耗还用于机体的生长发育。

三、热能的食物来源与推荐摄入量

（一）热能的食物来源

人体所需的热能主要来源于食物中的糖类、脂肪和蛋白质三种产能营养素，其中以糖类和脂肪为主，蛋白质占次要地位。

粮谷类和薯类食物含糖类较多，是膳食热能最经济的来源；油料作物富含脂肪；动物性食物一般比植物性食物含有更多的脂肪和蛋白质，但大豆和坚果类例外，它们含丰富的油脂和蛋白质；蔬菜和水果一般含热能较少。

（二）热能的推荐摄入量

人体对热能的需要量随劳动种类、劳动强度、年龄、性别、生理特点等因素的影响而有所不同，见表 2-9。

表 2-9　不同体力劳动强度下每千克体重的能量需要量

劳动强度	所需能量 [kcal/(kg·d)]		
	消瘦	正常	超重
卧床	20～25	15～20	15
轻	35	30	20～25
中	40	35	30
重	45～50	40	35

注：每日能量需要量计算时使用标准体重而非实际体重。

　　根据中国营养学会制定的中国居民膳食营养素参考摄入量，成年人摄入的各营养素所提供的热能占总热能需要量的比例以如下比例为佳：糖类占 55%～65%，脂肪占 20%～30%，蛋白质占 10%～15%。年龄越小，蛋白质及脂肪供能占的比例则相应越高。成年人脂肪摄入量一般不宜超过总能量的 30%。中国成年人膳食能量推荐摄入量见表 2-10。

表 2-10　中国成年人膳食能量推荐摄入量

年龄（岁）	劳动强度	RNI/(kcal·d)	
		男	女
18～	轻	2400	2100
	中	2700	2300
	重	3200	2700
50～	轻	2300	1900
	中	2600	2000
	重	3100	2200
60～	轻	1900	1800
	中	2200	2000
70～	轻	1900	1800
	中	2100	1900
80～		1900	1700

四、高能量膳食与低能量膳食的应用

（一）高能量膳食的应用

　　高能量膳食的适应证为消瘦、体重不足、慢性消耗性疾病（如肺结核、伤寒、肿瘤、甲状腺功能亢进等）及病后康复期患者。在为其膳食调配时要求：每天比正常能量需要量高 300～700kcal（1250～2920kJ）；尽可能增加主食及菜量；必须在能量供给充足的基础上增加蛋白质的供应量。因此，除正餐外，可加 2～3 次点心，如牛奶、藕粉、鸡蛋、甜点等含能量高的食物。

（二）低能量膳食的应用

　　低能量膳食的适应证为需减轻体重者、为了控制病情必须减轻机体代谢方面负担的患者。其膳食调配时控制每日能量摄入量为 1500～1800kcal；每日蛋白质供应最好大于 1g/kg；限制脂肪的摄入，尤其是动物性脂肪和胆固醇；适当减少膳食中钠的摄入。

小 结

本章主要介绍了蛋白质、脂类、糖类、膳食纤维、维生素、无机盐和水的生理功能，及其缺乏症、主要的食物来源及热能，其中蛋白质、脂肪、糖类是产能营养素，维生素和无机盐不能产生能量。每一种营养素都有其重要的生理功能。机体每天需要摄入适量的各类营养素，以防止缺乏引起疾病，同时也要注意某些营养素摄入过多或摄入不平衡可能对人体健康产生的影响。

自 测 题

一、选择题

A_1 / A_2 型题

1. 味觉减退或有异食症可能是由于缺乏（ ）

　　A. 铁　　　　　　B. 钙

　　C. 硒　　　　　　D. 碘

　　E. 锌

2. 我国成人膳食中糖类提供的能量应占总能量的（ ）

　　A. 45%以下　　　B. 45%～54%

　　C. 65%～79%　　D. 55%～65%

　　E. 80%以上

3. 米面制作中加碱或油炸损失最大的营养素是（ ）

　　A. 维生素 B_2　　B. 维生素 B_1

　　C. 烟酸　　　　　D. 蛋白质

　　E. 维生素 C

4. 下列对钙吸收无促进作用的是（ ）

　　A. 维生素 D　　　B. 氨基酸

　　C. 乳糖　　　　　D. 脂肪酸

　　E. 充足的蛋白质

5. 我国规定，轻体力活动成年男性蛋白质推荐摄入量为（ ）

　　A. 65g/d　　　　B. 70g/d

　　C. 60g/d　　　　D. 80g/d

　　E. 75g/d

6. 胆固醇的每日摄入量应为（ ）

　　A. 350mg 以下　　B. 400mg 以下

　　C. 300mg 以下　　D. 200mg 以下

　　E. 250mg 以下

7. 下列氨基酸中不属于成人体内必需氨基酸的是（ ）

　　A. 色氨酸　　　　B. 酪氨酸

　　C. 亮氨酸　　　　D. 苏氨酸

　　E. 异亮氨酸

8. 下列不属于维生素 C 主要营养学意义的是（ ）

　　A. 增强免疫力

　　B. 促进胶原合成

　　C. 阻断亚硝胺的形成，具有抗癌防癌作用

　　D. 增加皮肤弹性

　　E. 形成黄素辅酶，参与组织呼吸

9. 蛋白质互补作用的目的不包括（ ）

　　A. 提高膳食蛋白质的营养价值

　　B. 相互补充必需氨基酸不足的问题

　　C. 为了使混合食物蛋白质氨基酸模式更接近人体需要

　　D. 为了提高氨基酸的消化率

　　E. 提高必需氨基酸的利用率

10. 下列无机盐中，人体含量最多的是（ ）

　　A. 镁　　　　　　B. 铁

　　C. 磷　　　　　　D. 钙

　　E. 钠

11. 钙的最好食物来源是（ ）

　　A. 乳类　　　　　B. 豆类

　　C. 绿色蔬菜　　　D. 薯类

　　E. 瓜子

12. 人体内碘缺乏，可能引起的病症是（ ）

A. 软骨症 B. 呆小症
C. 多发性神经炎 D. 坏血病
E. 夜盲症

13. 维生素 A 缺乏病最早出现的临床表现是（　　）
A. 身体发育障碍 B. 角膜软化
C. 色盲 D. 暗适应能力下降
E. 骨质增生

14. 人体通过膳食和皮肤两种途径获得的维生素是（　　）
A. 烟酸 B. 维生素 D
C. 维生素 E D. 维生素 B_6
E. 维生素 A

15. 长期缺乏维生素 B_1 导致的疾病是（　　）
A. 脚气病 B. 癞皮病
C. 坏血病 D. 眼干燥症
E. 克山病

16. 评价食物蛋白质的质量高低，主要看（　　）
A. 蛋白质的含量和消化率
B. 蛋白质的消化率和生物学价值
C. 蛋白质含量、氨基酸含量、生物学价值
D. 蛋白质含量、蛋白质消化率及生物学价值
E. 氨基酸组成、蛋白质互补作用的发挥

17. 以下为人体非必需氨基酸的是（　　）
A. 色氨酸 B. 苏氨酸
C. 蛋氨酸 D. 精氨酸
E. 赖氨酸

18. 粮谷类食品中存在的第一限制性氨基酸是（　　）
A. 谷氨酸 B. 组氨酸
C. 蛋氨酸 D. 赖氨酸
E. 色氨酸

19. 豆类存在的第一限制性氨基酸是（　　）
A. 谷氨酸 B. 组氨酸
C. 蛋氨酸 D. 赖氨酸
E. 色氨酸

20. 按照目前我国居民膳食习惯，膳食中蛋白质的主要来源是（　　）
A. 肉、鱼、禽类 B. 豆类及豆制品
C. 蛋、奶类 D. 粮谷类
E. 薯类

21. 以下哪种食用油中含必需脂肪酸较多（　　）
A. 牛油 B. 花生油
C. 猪油 D. 椰子油
E. 黄油

22. 人体的热能来源于膳食中蛋白质、脂肪和糖类，它们在体内的产热系数分别为（　　）
A. 4kcal/g、9kcal/g、9kcal/g
B. 4kcal/g、9kcal/g、4kcal/g
C. 9kcal/g、4kcal/g、4kcal/g
D. 4kcal/g、4kcal/g、4kcal/g
E. 4kcal/g、4kcal/g、9kcal/g

23. 中国居民膳食中膳食纤维的重要来源是（　　）
A. 肉类 B. 蛋类
C. 奶制品 D. 精制米面
E. 水果蔬菜

24. 下列属于水溶性维生素的是（　　）
A. 维生素 A B. 维生素 C
C. 维生素 D D. 维生素 E
E. 维生素 K

25. 患者，男性，25 岁，面部患脂溢性皮炎，并有口角类炎、唇炎、舌炎。患者可能缺乏（　　）
A. 维生素 A B. 维生素 B_1
C. 维生素 B_2 D. 烟酸
E. 维生素 C

26. 下列哪一种物质在体内可转变为烟酸（　　）
A. 色氨酸 B. 赖氨酸
C. 叶酸 D. 脂肪酸
E. 维生素 C

27. 克山病是由于缺乏（　　）
A. 钙 B. 铁

C. 锌　　　　　　D. 碘

E. 硒

28. 某地山区居民普遍终年食用玉米，该地患皮炎、舌炎、腹泻及周围神经炎患者较多，痴呆发病率远高于其他地区。从营养角度分析，该地饮食可能缺乏（　　）

A. 维生素 B_1　　　B. 维生素 A

C. 维生素 B_2　　　D. 维生素 PP

E. 维生素 E

29. 患者，男性，16 岁，3 年来身高增长迅速，最近出现视物不清且逐渐加重，全身皮肤干燥并脱屑。该患者需高度怀疑缺乏（　　）

A. 维生素 B_1　　　B. 维生素 B_2

C. 维生素 A　　　D. 维生素 C

E. 维生素 PP

30. 患儿，男性，1 岁，查体发现方颅，枕秃，肋骨串珠，夜间常哭闹。该患儿最可能的原因是（　　）

A. 受惊吓　　　　B. 钙缺乏

C. 锌缺乏　　　　D. 维生素 A 缺乏

E. 铁缺乏

31. 某地山区居民常年以玉米为主食，此地区居民易发生（　　）

A. 脂溢性皮炎　　B. 脚气病

C. 癞皮病　　　　D. 白内障

E. 佝偻病

32. 某患儿临床症状表现为口角裂纹，口腔黏膜溃疡及地图舌，鼻唇沟脂溢性皮炎，眼睑缘炎，角膜毛细血管增生及畏光等症状。临床诊断该患儿可能缺乏的是哪一种营养素（　　）

A. 维生素 B_1　　　B. 维生素 B_2

C. 维生素 C　　　D. 维生素 A

E. 维生素 D

33. 患者，男性，2 岁，生长发育迟缓，精神不佳，体重过轻，下肢轻度水肿。该患儿可能缺乏的营养素是（　　）

A. 维生素 C　　　B. 糖类

C. 钙　　　　　　D. 必需脂肪酸

E. 蛋白质

34. 某壮年男子，每日能量供给量为 2400kcal，若以糖类占 60% 计，每日应摄取糖类的总数是（　　）

A. 240g　　　　B. 360g

C. 300g　　　　D. 480g

E. 420g

35. 某工程师近半年来一直忙于软件开发，长时间在电脑前工作，经常以方便面或甜点代替正餐。半个月前其开始自觉眼干、视物模糊、眼痒，抗生素滴眼液治疗无好转，病情不断加重。其很可能的原因是（　　）

A. 空气干燥　　　B. 眼部感染

C. 维生素 B_1 缺乏　D. 维生素 A 缺乏

E. 维生素 D 缺乏

36. 某孕妇，29 岁，生产一脊柱裂畸形儿。这可能与哪种营养素缺乏有关（　　）

A. 维生素 B_1　　　B. 维生素 A

C. 烟酸　　　　　D. 叶酸

E. 维生素 B_2

37. 某青春期女孩，自述心慌、气短、头晕、眼花，医院确诊为缺铁性贫血，对改善其症状最好的食物是（　　）

A. 蔬菜　　　　　B. 动物肝脏

C. 水果　　　　　D. 豆类

E. 谷类

38. 某患儿食欲减退、有异食癖、生长发育较其他同龄儿童迟缓，其可能缺乏的是（　　）

A. 钙　　　　　　B. 铁

C. 锌　　　　　　D. 硒

E. 碘

A_3/A_4 型题

（39~41 题共用题干）

某北方草原牧民，男性，35 岁，平时饮食以肉类为主，反复牙龈出血、鼻出血、皮下出血。

39. 从营养学角度考虑可能缺乏的营养素是（　　）

A. 糖类　　　　　B. 维生素 C

C. 锌　　　　　　D. 叶酸

E. 维生素 B_2

40. 如果考虑药物治疗，应首选（　　）

A. 硫酸亚铁制剂　　B. 叶酸制剂
C. 维生素 B_{12} 制剂　　D. 维生素 K 制剂
E. 海产品

41. 健康教育指导时建议多摄入的食物是
（　　）
A. 豆类及其制品　　B. 蛋类
C. 粮谷类　　D. 新鲜蔬菜和水果
E. 海产品

（42、43 共用题干）

患者，女性，55 岁，近期常有头晕、头胀、颈部肌肉强直僵硬感、耳鸣、眼花、失眠、烦闷、乏力，凌晨小腿常发生抽搐等症状。

42. 你认为该女性患者最可能缺乏的元素是（　　）
A. 铁　　B. 钙
C. 锌　　D. 硒
E. 碘

43. 可建议该患者经常食用的食品是
（　　）
A. 红薯　　B. 藕粉
C. 水果　　D. 小米粥
E. 大豆及其制品

（44～46 共用题干）

某患儿表现为身高比同年龄儿童矮小，性器官发育滞后，食欲减退、厌食、易感冒、发热等症状。

44. 该患儿临床诊断可能患有哪一种营养素缺乏病（　　）
A. 佝偻病　　B. 锌缺乏病
C. 克山病　　D. 缺铁性贫血
E. 坏血病

45. 该营养素的主要食物来源是（　　）
A. 蔬菜　　B. 水果
C. 粮食　　D. 海产品

E. 薯类

46. 为了确诊还应该做下列哪一项检查
（　　）
A. 血清锌　　B. 血清钙
C. 血红蛋白　　D. 血中硒含量
E. 尿负荷试验

二、名词解释

1. 必需氨基酸
2. 基础代谢
3. 食物的特殊动力作用
4. 蛋白质的互补作用
5. 维生素
6. 蛋白质的消化率
7. 蛋白质生物学价值
8. 蛋白质的互补作用
9. 维生素

三、简答题

1. 成年人所需的必需氨基酸有哪几种？
2. 蛋白质是如何进行分类的？各类蛋白质之间有何区别？
3. 蛋白质对人体有哪些生理功能？
4. 糖类是如何进行分类的？它们各自包括哪些主要的糖？
5. 维生素 A 的生理功能是什么？
6. 水对人体有哪些生理功能？
7. 人体热能的消耗包括哪几个方面？
8. 何谓基础代谢？影响基础代谢的因素有哪些？
9. 何谓膳食纤维？有哪些生理功能？
10. 简述维生素 C 的生理功能、缺乏症状及食物来源。
11. 糖类的生理功能有哪些？
12. 影响钙吸收的因素有哪些？

（张继战　温继军　李　英）

第 3 章

各类食物的营养价值

引 言

食物是人类赖以生存的物质基础，人体所需的各种营养素都可以由食物提供。根据食物的来源和性质不同，可将其分为植物性食物和动物性食物两大类。植物性食物包括谷类、薯类、豆类、蔬菜水果类及坚果类等，动物性食物主要包括鱼、肉、蛋、奶等。此外，各种食物还可通过加工制成各种制品，如酒、醋、糕点、零食等。不同的食物其营养素的组成、含量、比例均不同，且差异较大，所以营养价值也不同。

第1节 谷类的营养价值

案例 3-1

某女士平日常给家人买精白面做馒头，她认为精白面看起来白净、有食欲，并且容易消化吸收，营养价值较高，而粗粮口感粗糙，不易吸收，故其家里从不吃粗粮。

问题： 以上案例中该女士的做法科学吗？

谷类食物主要包括大米、小麦、高粱、玉米、小米、荞麦等，我国大部分地区以大米和小麦为主食。

一、谷类的结构

各种谷类种子的颜色、形状、大小各异，但结构基本相似，主要包括以下四个部分（图 3-1）。

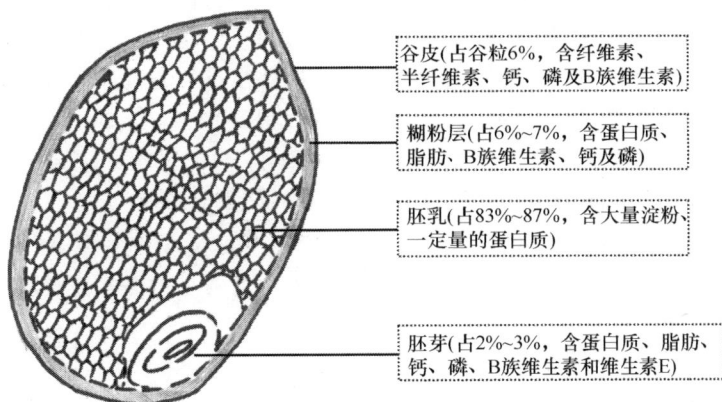

谷皮(占谷粒6%，含纤维素、半纤维素、钙、磷及B族维生素)

糊粉层(占6%~7%，含蛋白质、脂肪、B族维生素、钙及磷)

胚乳(占83%~87%，含大量淀粉、一定量的蛋白质)

胚芽(占2%~3%，含蛋白质、脂肪、钙、磷、B族维生素和维生素E)

图 3-1 谷粒结构及各部分营养成分分布

1. 谷皮 位于谷类种子的最外层，质地较坚硬，口感不佳，加工时常被去掉，其主要成分是纤维素、半纤维素，同时含有一定量的钙、磷及 B 族维生素等。

2. 糊粉层 在谷皮内部，紧贴谷皮，富含蛋白质、脂肪、B 族维生素及无机盐，营养价值较高，但加工时易随谷皮脱落。

3. 胚乳 是谷类含量最多的部分，占谷粒总重的 83%～87%，主要成分是淀粉，此外还含有一定量的蛋白质。

4. 胚芽　较小且有韧性，富含脂肪、蛋白质、B族维生素、维生素E等，营养价值较高但易丢失。

二、谷类的营养成分

考点：谷类的第一限制氨基酸

1. 蛋白质　谷类含蛋白质的量偏低，平均占7%～15%，主要集中在糊粉层。故谷类被加工得越精细，谷中蛋白质丢失越严重。谷类蛋白质氨基酸中赖氨酸含量最低，是谷类的第一限制氨基酸，苏氨酸（玉米为色氨酸）是谷类的第二限制氨基酸。谷类的氨基酸模式与人体的氨基酸模式相差较大，所以谷类的蛋白质营养价值并不高。利用蛋白质的互补作用，将谷类与富含赖氨酸的食物如豆类、动物性食物混合食用，可有效提高蛋白质的生物学价值。

2. 脂类　谷类脂肪含量低，主要存在于糊粉层和胚芽中，以不饱和脂肪酸为主，占80%以上，可起到增强食欲和维持机体健康的作用。

3. 糖类　谷类食物中含量最丰富的是糖类，主要存在于胚乳，以淀粉为主，占70%～80%；其次，含有少量的糊精、葡萄糖及果糖等。谷类淀粉经加工、烹调后，可发生糊化作用，更易被人体消化吸收。谷类食物中的糖类是人体最主要的能量来源。

4. 维生素　谷类食物中的维生素主要是B族，尤其是维生素B_1、维生素B_2、维生素PP含量丰富，主要分布在糊粉层、胚芽和谷皮中。某些地区以玉米为主食，玉米中的维生素PP为结合型，不易被人体吸收，所以膳食中应适当补充维生素PP，以免引起癞皮病。另外，胚芽中还含有丰富的维生素E。

5. 无机盐　谷类中的无机盐以钙、磷为主，主要集中在谷皮和糊粉层，易丢失且不易被人体吸收。

6. 膳食纤维　谷类含有较多的膳食纤维，纤维素和半纤维素主要集中在谷皮，具有促进人体胃肠蠕动、预防疾病等作用。精细加工易导致谷类膳食纤维丢失，所以日常膳食中应适当加入粗粮。

三、加工、烹调对谷类营养价值的影响

考点：加工谷类食物的原则

1. 加工　谷类加工应把握两个原则，一是改善谷类的感官性状，使其利于被人体消化吸收。谷类的纤维素、半纤维素、植酸等成分口感粗糙，还影响部分无机盐的吸收，通过加工去除谷皮可增强食欲，提高消化吸收率。二是加工时最大限度地保留谷类的营养成分。谷类食物中的蛋白质、脂类、维生素和无机盐主要分布在谷皮、糊粉层及胚芽中，加工越精细，营养素损失越大。我国很早就注意到加工方式对谷类营养素成分含量的影响，1953年即规定了标准米（九五米）和标准面（八五粉）的加工原则，既提升了口感又保留了适当的营养素。

2. 烹调　谷类食物中的维生素和无机盐在烹调过程中会受到不同程度的损失，淘米次数越多、浸泡时间越长、淘洗水温越高，营养素越容易流失。烹调时，捞煮、加碱、高温油炸等方式易造成B族维生素大量损失。

知识链接　　　　　　　　　　**薯类的营养价值**

　　薯类种类很多，主要包括马铃薯、红薯、芋头、山药、木薯等，属根茎类食物。薯类含有丰富的淀粉、膳食纤维、维生素和无机盐，具有果腹、通便、防癌、降血脂等作用。历史上薯类曾是居民的主食，后来逐渐变为副食，直到如今主要做成风味和保健食品，如粉丝、薯片、地瓜干等。

第2节　豆类的营养价值

豆类按营养成分不同，可以分为大豆类和其他豆类。大豆类包括黄豆、黑豆和青豆，大豆及

其制品是中国居民膳食中优质蛋白质的重要来源。其他豆类主要包括绿豆、豌豆、蚕豆等，富含糖类物质，蛋白质和脂肪较少。

一、大豆的营养成分

考点：简述大豆的营养价值

1. 蛋白质　大豆是植物性食物中蛋白质营养价值最高的食品，其蛋白质含量达 35%～40%，大豆蛋白质的氨基酸模式与人体接近，属于优质蛋白质，尤其是赖氨酸含量丰富，与谷类混合食用可提高蛋白质生物学价值。

2. 脂类　大豆中的脂肪占 15%～20%，不饱和脂肪酸高达 85%，亚油酸含量最高，对维持人体正常结构和功能具有重要作用。此外，大豆还含有较多的磷脂，具有提高大脑记忆力和注意力的作用。

3. 糖类　相对谷类，大豆含糖量较少，占大豆的 25%～30%，大豆含糖种类较多，有可供人体利用的半乳糖、阿拉伯糖、蔗糖和较少的淀粉，同时还含有不能被人体利用的棉籽糖和水苏糖，在肠道细菌的作用下发酵可引起胀气。

4. 维生素　大豆含有丰富的维生素，主要有维生素 B_1、维生素 B_2、维生素 PP、维生素 E 及胡萝卜素。干大豆不含维生素 C，生成豆芽后含一定量的维生素 C。

5. 无机盐　大豆富含各种无机盐，如钾、钙、镁、磷、铁等，是中国居民膳食中钙的重要来源。

二、豆制品的营养成分

中华饮食源远流长、博大精深。我国劳动人民很早就将大豆类食物制成了丰富多样、感官性状良好的豆制品，如豆腐、豆浆、豆腐干、腐竹、豆豉、纳豆等。大豆中含有一些天然的抗营养因子，如蛋白酶抑制剂、胀气因子、植酸等，它们抑制人体对大豆蛋白质的消化吸收。豆制品在其制作过程中抗营养因子被破坏，从而提高了大豆蛋白质的吸收利用，如制成豆腐后大豆蛋白质的消化率由 65%提高至 92%～96%。

豆芽制作方便简单，给予适宜的水分和温度即可，是国人餐桌上一道经济、实惠的膳食。大豆蛋白质在发芽过程中经酶的催化，分解为氨基酸和多肽，同时无机盐和维生素含量增多，尤其是维生素 C。因此，豆芽可作为某些特殊情况下维生素 C 的一项重要来源，如远航环境中及缺乏蔬果的季节等。豆腐口感嫩滑，其蛋白质含量高且易被人体吸收，是钙和维生素 B_1 的良好来源。豆浆是国人良好的饮用品，含丰富的异黄酮，对防止骨质疏松有较好的作用，其铁的含量是牛奶的 4 倍。

知识链接　　　　　　　　　　大豆的保健作用

大豆具有多种生物活性物质，主要包括多肽、大豆磷脂、异黄酮、低聚糖、皂苷、植物固醇等。大豆磷脂有激活脑细胞、提高记忆力、抗过敏、抗高血压、降脂、抗衰老等作用；皂苷具有抗疲劳、抗脂质过氧化、清除自由基的作用；异黄酮具有抗衰老、类雌激素活性的作用；植物固醇具有降低血液胆固醇、抑制肿瘤、抑制乳腺增生和调节免疫的作用。研究发现，大豆至少含有五种以上的抗肿瘤生物活性物质，经常吃豆制品的地区，居民肿瘤发生率低。

第3节　蔬菜和水果的营养价值

颜色鲜艳、品种繁多的蔬菜和水果是中国乃至世界各地人们膳食结构中非常重要的组成部分。整体来讲，蔬菜和水果含有丰富的无机盐、维生素、膳食纤维和一定量的糖类，但蛋白质和脂肪含量较低。同时水果中还含有多种有机酸、色素及芳香族化合物，赋予了它们丰富奇妙的口感、鲜艳多姿的色彩及各种各样的气味等。

一、蔬菜的营养成分

1. 糖类　不同品种的蔬菜所含糖类的种类和含量差别较大。根茎类蔬菜如芋头、山药、土豆含淀粉较多，和谷类同食时可相对减少谷类的摄入量。其他蔬菜如西红柿、南瓜、胡萝卜也含有一定量的糖类。同时，蔬菜中含有丰富的膳食纤维，如纤维素、半纤维素、木质素、瓜胶等，可以促进胃肠蠕动、预防便秘，减少相关疾病的发生。

2. 维生素　新鲜的蔬菜含有多种维生素，如维生素 C、胡萝卜素、维生素 B_2 和叶酸等。其中，深绿色的蔬菜含维生素 C 更多，橙色、红色及深绿色蔬菜含胡萝卜素更丰富。如韭菜中胡萝卜素含量高达 1410μg/100g，维生素 C 含量为 24mg/100g；小白菜中胡萝卜素的含量为 1680μg/100g，维生素 C 为 28mg/100g。

3. 无机盐　蔬菜是中国居民膳食中无机盐的重要来源，富含钙、磷、铁、钾、钠、镁、铜等元素。某些绿叶蔬菜中钙和铁的含量较高，但由于其本身所含草酸较多，影响了人体对钙、铁的吸收，故吸收率不高。

二、水果的营养成分

1. 糖类　水果中含一定量糖类，主要有蔗糖、果糖、葡萄糖，赋予水果一定甜度，口感良好，深受人们的喜爱。尤其是含果糖丰富的水果，如苹果、梨，甜度非常高。桃子、李子含有较多的蔗糖，葡萄和草莓含有较多的葡萄糖和果糖，许多水果还富含纤维素、半纤维素、果胶等膳食纤维。

2. 维生素　新鲜的水果维生素 C 含量丰富，如鲜枣、山楂、柠檬、柑橘、桂圆、草莓等。一般来说，越酸的水果维生素 C 含量越多。另外，橙黄色的水果如芒果、杏、橘子等胡萝卜素含量较高。

3. 无机盐　水果中含有多种无机盐，包括钙、磷、铁、锌、铜、镁等。例如，柿子含钙、镁、磷非常丰富，红果和杏是钾的良好来源。

4. 其他物质　许多水果具有特殊的香气和颜色，是因为它们含有芳香族化合物和色素。另外，水果中还含有丰富的有机酸，如苹果酸、枸橼酸和酒石酸等。有机酸具有两方面作用：一是促进人体消化酶的分泌，有利于食物消化，增进食欲；二是使水果维持一定酸度，保护维生素 C 的稳定性。

三、加工、烹调对蔬菜和水果营养价值的影响

考点：加工烹调蔬菜水果的方法

蔬菜的烹调方法较多，在加热过程中极易破坏维生素，尤其是维生素 C。水果一般以生食为主，部分水果被制成果酱、果脯、罐头等食品，会有一部分维生素损失。我们在加工烹调蔬菜和水果时应整体把握以下原则：①应在新鲜状态下食用；②能生吃的尽量生吃或凉拌，某些深绿色叶菜在凉拌前可用热水焯一下，去除草酸；③烹调过程中，尽量先洗后切、急火快炒、现做现吃；④做汤时，开锅后再下菜，尽量减少去掉汤汁和挤去菜汁的做法。

第4节　畜、禽肉类的营养价值

案例 3-2

　　某女士，25岁，平时不吃鱼肉类食物，只吃主食和蔬菜，饭后会增加一定量的水果。她的观点是长期吃素不但可以长寿，还可以维持美丽骨感的身材。

问题： 该女士的观点对吗？长期吃素会长寿吗？

畜、禽肉类食物主要是畜禽类的肌肉、各种内脏及其制品。中国居民膳食中常见的畜肉品种为猪肉、羊肉、牛肉，也有一部分居民食用驴肉、狗肉、兔肉等。常见的禽肉品种有鸡肉、鸭肉、鹅肉，其次还有鹌鹑、鸽子等。

一、畜禽肉的营养成分

畜禽肉的营养价值相似，总体来讲肌肉中都含有大量的蛋白质、丰富的脂肪，内脏中含有丰富的无机盐和部分维生素，为人体的营养需要提供重要支持。

1. 蛋白质　肌肉组织中含量较高，与肥瘦程度、品种、部位、年龄有关。例如，猪肥肉蛋白质含量为 2.4g/100g，猪瘦肉蛋白质含量为 20.3g/100g，猪肝蛋白质含量为 19.3g/100g。畜禽肉的蛋白质为优质蛋白，其所含氨基酸的种类、数量和比例适当，且易于消化吸收，营养价值较高。相对来讲，禽肉蛋白质的营养价值比畜肉更高一些。但存在于结缔组织中的间质蛋白质，主要是胶原蛋白和弹性蛋白，因缺乏蛋氨酸和色氨酸，利用率很低。

畜禽肉在烹饪过程中，汤中均含有能溶于水的非蛋白类含氮浸出物，如肌肽、肌酸、肌酐、嘌呤碱等，它们可使肉汤在口感上更加鲜美。

2. 脂类　脂肪含量因动物的品种、年龄、肥瘦程度和部位的不同而存在差异，如猪肥肉脂肪的含量为 88.6g/100g，猪瘦肉为 6.2g/100g，鸡胸脯肉为 5.0g/100g。畜肉的脂肪以饱和脂肪酸为主，营养价值较低，常温下为固态，易引发心脑血管方面的疾病。同时，畜肉内脏中含有大量胆固醇，以脑为最。猪肾胆固醇含量为 430mg/100g，牛肝为 297mg/100g，牛脑为 2447mg/100g。

3. 维生素　畜肉中含有较多的维生素 A、维生素 D 及 B 族维生素，内脏含量比肌肉高，肝脏最高。

4. 无机盐　畜肉的无机盐含量为 0.8%～2%，瘦肉高于肥肉，内脏高于瘦肉，主要有钙、钾、磷、钠、铁、硒等，肝脏含铁最高，畜肉中的铁以血红素铁的形式存在，更易被人体吸收，生物利用率高，是膳食铁的良好来源。

二、加工烹调对畜禽肉营养价值的影响

畜禽肉在烹调过程中主要采用炒、焖、蒸、煮、炖、炸、烤等方式，在这些烹调过程中，蛋白质的含量变化不大。高温变性使蛋白质更易被人体蛋白酶分解，吸收率更高。煮汤时，B 族维生素和无机盐会部分溶解在水中，最好连汤一起食用，避免营养素损失。不同的烹调方式对 B 族维生素的影响不同，如炒肉丝时维生素 B_1 可保存 87%，炖汤时保存率为 40%。

第 5 节　鱼类的营养价值

广义的鱼类包括鱼、虾、蟹、贝类等水产品，是蛋白质、无机盐和维生素的良好来源，也是膳食中营养价值较高的动物性食物。

一、鱼类的营养成分

1. 蛋白质　鱼类蛋白质含量为 15%～25%，属于优质蛋白质，蛋氨酸、亮氨酸、苏氨酸和赖氨酸含量丰富。同时，鱼肌肉纤维较短，口感柔软细嫩，更易被人体消化。鱼汤中含氮浸出物比畜禽肉多，味道鲜美，里面的胶原蛋白和黏蛋白煮沸后溶出，不仅使得鱼汤味道鲜美，还可使鱼汤冷却后成凝胶状。

2. 脂类　鱼类的脂肪含量较少，主要分布在皮下和脏器周围，多为不饱和脂肪酸，所以鱼油通常呈液态。海鱼脂肪中不饱和脂肪酸高达 70%～80%，其中二十二碳六烯酸（DHA）和二十碳

五烯酸（EPA）含量丰富，对预防心脑血管疾病具有重要作用。鱼类胆固醇的含量一般为 100mg/100g，鱼子、虾子含量较高，虾子胆固醇的含量为 896mg/100g，鲳鱼子胆固醇含量高达 1070mg/100g。

3. 维生素　鱼类维生素含量丰富，如维生素 A、D、E 均高于禽、畜肉类。深海鱼的肝脏中含有丰富的维生素 A 和 D，可制作成鱼肝油。肌肉中含较多的维生素 B_1、B_2 及维生素 PP，但鱼肉中含硫胺素酶，鱼死后此酶可将维生素 B_1 分解，高温可破坏此酶活性，故鱼类应在新鲜时烹调食用。

4. 无机盐　鱼类无机盐含量为 1%～2%，稍高于禽畜肉，含有较多的磷、钙、钠、钾、镁、铁、锌、碘等，其中钙含量明显高于禽畜类，海鱼还是碘的良好来源，牡蛎中含锌量丰富。

二、加工烹调对鱼肉营养价值的影响

加工烹调对鱼肉营养价值的影响同畜禽肉相似，烹调过程中对蛋白质影响不大，B 族维生素和无机盐易溶解于水中，高温对 B 族维生素的破坏较大，如鱼罐头的制作。

第6节　蛋类及其制品的营养价值

蛋类在中国居民膳食中占有十分重要的地位。蛋类品种较多，有鸡蛋、鸭蛋、鹅蛋、鹌鹑蛋、鸽蛋等，中国居民膳食以鸡蛋为主。各种蛋类结构相似，由蛋壳、蛋清、蛋黄三部分组成，蛋清占 2/3，蛋黄占 1/3。蛋类制品广受人们喜爱，如皮蛋、咸鸭蛋等。蛋类的营养十分全面，富含优质蛋白、脂肪、无机盐、维生素等，易被人体吸收，是理想的天然食物。

一、蛋类的营养成分

考点：含优质蛋白质的最理想的天然食物

1. 蛋白质　蛋类中蛋白质含量占其重量的 10% 以上，蛋类蛋白质氨基酸种类齐全，氨基酸模式与人体接近，生物学价值达 95%，是天然食物中最理想的优质蛋白质。在评价各种食物蛋白质的营养价值时，常以鸡蛋蛋白质作为参考。蛋类蛋白质中氨基酸含量丰富，可与谷类食物搭配食用，提高谷类蛋白质的营养价值。

2. 脂类　含量为蛋重的 10%～15%，98% 的脂类集中在蛋黄内。蛋黄中亚油酸约占 10%，同时卵磷脂、脑磷脂和胆固醇含量丰富。每个鸡蛋中含胆固醇约 200mg，而磷脂具有降低血胆固醇的作用。

3. 维生素　蛋类含有多种维生素，如维生素 A、B 族维生素、维生素 D、维生素 E、维生素 K 等，几乎不含维生素 C。蛋类维生素主要存在于蛋黄中，散养的禽类受光照较充足，维生素 D 的含量更高。吃青饲料多的禽类，蛋中胡萝卜素较多，因而蛋黄颜色较深，营养价值更高。

4. 无机盐　蛋类的无机盐也主要集中在蛋黄内，钙、磷、铁等含量较高。由于铁和蛋黄中的卵黄高磷蛋白结合，吸收率仅 3% 左右。

蛋类各部分的主要营养素含量见表 3-1。

表 3-1　蛋类各部分的主要营养素含量（以每 100g 可食部计）

营养成分	鸡蛋	鸡蛋清	鸡蛋黄	营养成分	鸡蛋	鸡蛋清	鸡蛋黄
水分（g）	74.1	84.4	51.5	铁（mg）	2.0	1.6	6.5
蛋白质（g）	13.3	11.6	15.2	锌（mg）	1.10	0.02	3.79
脂肪（g）	8.8	0.1	28.2	硒（μg）	14.34	6.97	27.01
糖类（g）	2.8	3.1	3.4	维生素A（μg）	234	0	438
磷（mg）	130	18	240	硫胺素（mg）	0.11	0.04	0.33
钾（mg）	154	132	95	核黄素（mg）	0.27	0.31	0.29
钙（mg）	56	9	112	烟酸（mg）	0.2	0.2	0.1

数据来源：杨月欣，王光亚，潘兴昌．2009．中国食物成分表．第 2 版．北京：北京大学医学出版社

二、加工烹调对蛋类营养价值的影响

生蛋清中存在抗胰蛋白酶和抗生物素，前者抑制胰蛋白酶的活性，后者妨碍生物素的吸收。加热可使以上二者被破坏，这样能提高蛋类的营养素利用率。因此，蛋不宜生吃，推荐加热烹调后食用。

蛋类还可通过特殊方法做成风味食品，如松花蛋、咸鸭蛋、糟蛋等，它们的营养价值与鲜蛋基本相似。松花蛋在制作时加入了碱性物质，促使蛋白质变性，更易消化，但同时破坏了蛋中的维生素 B_2。糟蛋钙含量比普通蛋高数十倍，因为糟蛋在加工过程中有醋酸生成，可与蛋壳发生化学反应，使蛋壳中的钙渗入蛋内。

第 7 节　奶类及其制品的营养价值

奶类主要包括牛奶、羊奶、马奶，其制品主要有奶粉、酸奶、炼乳、奶酪等。奶类含有丰富的优质蛋白质、乳糖、脂肪、各种维生素和无机盐，其营养成分齐全、组成比例适宜、易消化吸收，营养价值极高。母乳能满足初生婴儿生长发育的全部需要，牛奶通过人工调整营养素，可作为婴幼儿的代乳品。奶类是儿童、青少年、患者和老年人的天然理想食物。我国居民膳食应适当提高奶类及其制品的比例，提高优质蛋白质及钙的供应，对增强全民体质具有重大意义。

一、奶类的营养成分

鲜奶呈乳白色，是一种稍有甜味和香味的复杂乳胶体，主要提供优质蛋白质、维生素 A、维生素 B_2 和钙等营养素。牛奶比重为 1.030，比重可作为评价鲜奶的简易指标。

1. 蛋白质　牛奶中蛋白质含量平均约为 3.0%，其中 79.6%为酪蛋白，11.5%为乳清蛋白，3.3%为乳球蛋白。酪蛋白易与磷、钙结合形成颗粒，对酸敏感；乳清蛋白加热时发生凝固后沉淀，对热敏感；乳球蛋白与人体免疫有关。奶类蛋白质的消化吸收率较高，为 87%～89%，生物学价值为 85，属膳食中重要的优质蛋白质。

2. 脂类　奶中所含脂肪为 3%～5%，以微粒状脂肪球的形式分散于乳浆中，易于被人体消化，吸收率高达 97%。乳脂中油酸占 30%，亚油酸占 5.3%，亚麻酸占 2.1%，还含有少量的胆固醇和磷脂。

3. 糖类　奶类中的糖类主要是乳糖，含量为 4%～7%，其含量在人乳中高于羊奶，羊奶中高于牛奶。乳糖具有调节胃酸分泌、促进胃肠蠕动和促进钙的吸收等作用，经人体乳糖酶的水解可转变成葡萄糖和半乳糖，母乳中的乳糖是婴幼儿能量的重要来源，因此，用牛奶喂养婴儿应注意增加甜度。某些人群体内缺乏乳糖酶，喝牛奶后易发生腹泻等症状，称为乳糖不耐受，可用酸奶代替鲜奶。 考点：奶类中的含量最多的糖

4. 维生素　牛奶中含有人体需要的各种维生素，主要有维生素 B_2 和维生素 A。维生素的含量与饲养条件、饲料质量、季节有一定的关系。吃青饲料的奶牛，奶中维生素 A 和维生素 C 的含量明显增加。夏季日照充足时，维生素 D 的含量比冬季有所增加。

不同奶类中主要营养素含量比较见表 3-2。

表 3-2　不同奶中主要营养素含量比较（以每 100g 可食部计）

营养成分	人乳	牛乳	鲜羊乳	营养成分	人乳	牛乳	鲜羊乳
水分（g）	87.6	89.8	88.9	能量（kJ）	272	226	247
蛋白质（g）	1.3	3.0	1.5	钙（mg）	30	104	82
脂肪（g）	3.4	3.2	3.5	磷（mg）	13	73	98
糖类（g）	7.4	3.4	5.4	铁（mg）	0.1	0.3	0.5

续表

营养成分	人乳	牛乳	鲜羊乳	营养成分	人乳	牛乳	鲜羊乳
维生素 A（μg）	11	24	84	烟酸（mg）	0.2	0.1	2.1
硫胺素（mg）	0.01	0.03	0.04	维生素 C（mg）	5	1	—
核黄素（mg）	0.05	0.14	0.12				

数据来源：杨月欣，王光亚，潘兴昌. 2009. 中国食物成分表. 第 2 版. 北京：北京大学医学出版社

5. 无机盐　牛奶中富含钙、磷、钾等无机盐。100g 牛奶中含钙 104mg，含磷 73mg，含钾 109mg。牛奶中钙的吸收率很高，是钙的最好来源。牛奶中铁含量低，仅为 0.3mg/100g，属于贫铁食物，故用牛奶喂养婴儿时应注意补充铁。

二、奶制品的营养价值

鲜奶经过加工可制成各种奶制品，主要有奶粉、酸奶、炼乳、奶油等。

1. 奶粉　是鲜奶脱水干燥制成的粉，主要有全脂奶粉、脱脂奶粉、调制奶粉等。全脂奶粉溶解性高，营养素损失少，适合普通人食用。脱脂奶粉需经过脱脂的过程，脂溶性维生素损失大，适合低脂膳食的人群，如高脂血症患者。调制奶粉主要是指婴儿配方奶粉，该奶粉以牛奶为基础，调节酪蛋白和乳清蛋白的比例，强化维生素、无机盐、乳糖等营养素，使各营养成分的含量和比例接近母乳。此外，孕妇奶粉、中老年奶粉等也属于调制奶粉。

2. 酸奶　以新鲜奶为原料接种乳酸菌发酵而成的乳制品。发酵后，鲜奶中乳糖变成了乳酸，营养丰富且易消化吸收。其中乳酸杆菌和双歧杆菌为肠道益生菌，可抑制肠道腐败菌的生长繁殖，防止腐败胺类产生，维护肠道健康，适合于乳糖不耐受患者饮用。

3. 炼乳和奶油　炼乳是一种浓缩乳，主要有甜炼乳和淡炼乳。甜炼乳加入了 16% 的蔗糖，淡炼乳为无糖炼乳，加工过程中维生素 B_1 受到损失。奶油是从牛奶中分离出来的脂肪制成的产品，脂肪含量达 80% 以上，水含量低于 16%，主要用于面包和糕点的制作。

第 8 节　安全食品与食品科学

案例 3-3

某女士听说绿色食品对健康有益，在选购食品时只选择颜色是绿色的，因此家里很少吃紫甘蓝、西红柿、草莓、西瓜等非绿色的蔬菜。

问题： 该女士的行为科学吗？什么是绿色食品？

一、无公害、绿色、有机食品

考点：简述无公害农产品、绿色食品、有机食品的概念及标准

（一）无公害农产品

无公害农产品是指在良好的环境中，采用无公害技术进行生产，监测指标符合国家有关标准、由授权部门审定批准，允许使用无公害标志的食品（图 3-2）。

无公害农产品注重产品的安全质量，不含有相关有毒物质，同时将某些有害物质控制在允许的范围内。无公害食品必须符合生态环境、生产流程、卫生、包装等的相关要求和标准。

（二）绿色食品

绿色食品是遵循可持续发展原则，按照特定生产方式生产，经专门机构认定，许可使用绿色

食品标志商标的无污染、安全、优质、营养类食品（图 3-3）。

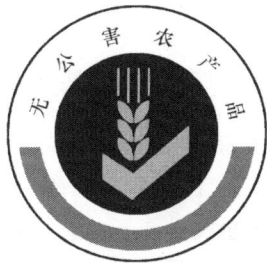

图 3-2　无公害农产品标志

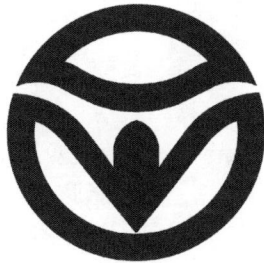

图 3-3　绿色食品标志

　　要达到绿色食品的标准，必须具备以下条件：产地符合绿色食品生态环境标准；生产过程符合绿色食品操作规程；产品符合绿色食品质量标准；产品的包装、储运符合相关标准。

　　绿色食品的分级标准分为 A 级绿色食品和 AA 级绿色食品。

（三）有机食品

　　有机食品是指根据有机农业原则、符合有机农产品生产方式和标准、通过有机食品认证机构认证的产品（图 3-4）。

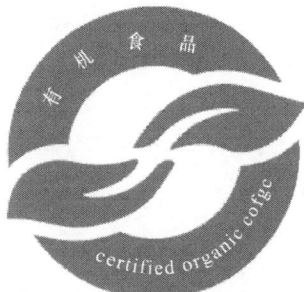

图 3-4　有机食品标志

　　纯天然和无污染是有机食品的两大特征。有机食品必须符合以下四个生产原则：原料必须来自有机农业生产体系，或采用有机方式采集的野生天然产品；生产过程中必须严格遵循有机食品的加工、包装、储藏、运输标准；在生产和流通过程中，必须有完善的质量控制和跟踪审查体系，并有完整的生产和销售记录档案；必须通过独立的有机食品认证机构的认证。

二、保健、强化、转基因食品

　　保健食品是指具有特定保健功能或者以补充维生素、无机盐为目的的食品。保健食品是食品而不是药品，应具有明确的保健功能，不以治疗疾病为目的，适宜特定人群食用。

　　营养强化食品是指添加了某些营养素或某些天然食物成分以提高其营养价值的食品，如加碘盐、铁强化酱油。强化食品可弥补天然食物的营养缺陷，达到特定目的的营养需要，改善人们的营养和健康水平。

　　转基因食品是指通过转基因工程技术将外源性基因转移至某生物体，并由此生物体生产出来的食品。转基因食品的分类主要包括植物性转基因食品、动物性转基因食品、转基因微生物食品、转基因特殊食品。转基因食品作为一类新型食品，目前人类尚无足够的科学依据证实其安全性。

小　结

　　食物主要分为植物性食物和动物性食物两大类。植物性食物包括谷类、薯类、豆类、蔬菜水果类及坚果类等，动物性食物主要包括鱼、肉、蛋、奶等。各类食物所含营养素的种类和比例具有差异性，且食物的营养价值受烹饪方法影响较大，所以，合理的搭配、科学的烹调可有效提高人体对食物营养素的利用率，满足机体需要，从而达到预防疾病、提高生命质量、延长寿命的效果。

　　安全食品主要包括无公害食品、绿色食品和有机食品，三者的生产要求依次越来越严格。同时为了满足不同人群的需求，人们又生产了保健食品、强化食品和转基因食品，它们都必须符合国家的相关标准。

自 测 题

一、选择题

A_1/A_2 型题

1. 谷类中含量最丰富的营养素是（　　）
A. 糖类 　　　　 B. 脂肪
C. 蛋白质 　　　 D. 维生素
E. 无机盐

2. 谷类的第一限制氨基酸是（　　）
A. 丝氨酸 　　　　 B. 赖氨酸
C. 色氨酸 　　　　 D. 亮氨酸
E. 蛋氨酸

3. 植物性食物中含蛋白质最多的食品是（　　）
A. 小麦 　　　　 B. 玉米
C. 大豆 　　　　 D. 桃子
E. 菠菜

4. 蔬菜和水果中含量极少的营养素是（　　）
A. 糖类 　　　　 B. 脂肪
C. 维生素 　　　 D. 无机盐
E. 膳食纤维

5. 富含优质蛋白质的最理想天然食物是（　　）
A. 牛奶 　　　　 B. 猪肉
C. 蔬菜 　　　　 D. 鸡蛋
E. 海鱼

6. 煮稀饭时加碱，此烹调方法损失较多的营养素是（　　）
A. 蛋白质 　　　　 B. 脂肪
C. 无机盐 　　　　 D. 糖类
E. 维生素 B_1

7. 大豆发芽后增加的维生素是（　　）
A. 维生素 A 　　　 B. 维生素 B 族
C. 维生素 C 　　　 D. 维生素 D
E. 维生素 E

8. 关于水果以下描述正确的是（　　）
A. 水果中含有大量的脂肪
B. 水果中含丰富的蛋白质
C. 水果宜煮熟食用
D. 水果中的色素、有机酸、芳香物质丰富
E. 水果做成罐头营养价值更高

9. 鱼死后维生素 B_1 易被分解，因为鱼肉中含有（　　）
A. 红细胞凝集素 　　 B. 异黄酮
C. 抗生物素 　　　　 D. 抗胰蛋白酶
E. 硫胺素酶

10. 以下三种食品要求标准越来越高的是（　　）
A. 无公害农产品　绿色食品　有机食品
B. 无公害农产品　有机食品　绿色食品
C. 绿色食品　有机食品　无公害农产品
D. 有机食品　绿色食品　无公害农产品
E. 有机食品　无公害农产品　绿色食品

A_3/A_4 型题

（11、12 题共用题干）

患者，男性，70 岁，饮用牛奶后常出现胃肠不适、胀气、腹泻、痉挛等症状。

11. 牛奶中含量最多的糖是（　　）
A. 葡萄糖 　　　　 B. 乳糖
C. 果糖 　　　　　 D. 蔗糖
E. 淀粉

12. 该患者出现此症状的主要原因是（　　）
A. 淀粉酶活性降低
B. 体内缺乏蛋白酶
C. 胃酸分泌不足
D. 乳糖酶缺乏或活性降低
E. 心理因素作用

二、简答题

1. 加工谷类食物的原则是什么？
2. 如何加工烹调蔬菜和水果？

（于美春）

第4章 合理营养与平衡膳食

引 言

近年来随着生活水平的日益提高，人们对"食"的要求已由温饱转为健康。高血压、高血糖、高血脂发病率的逐年上升，严重危害人类健康，影响人们的生活品质。因此，吃得健康已然成为人们生活中的头等大事。要想吃得健康，合理营养与平衡膳食是基本要求。我们倡导合理地选择食物，运用科学的搭配方法，吃出营养、吃出健康、吃出长寿。

第1节 合 理 营 养

案例 4-1

某年轻女子，为了能拥有苗条的身材，经常不吃早饭和晚饭，午饭也吃得较少。平时她吃些水果蔬菜，从不吃肉，蛋类和奶类也补充很少。最近该女子常感四肢乏力，皮肤干燥，头发易断、脱落。某日，该女子上楼梯时突感眩晕，结果晕倒在楼梯口。

问题：该年轻女子的饮食合理吗？为什么？

一、合理营养的概念

合理营养是指从食物中摄取的各种营养素及其相互间的比例与机体对这些营养素的需要达到平衡，既不过多，也不缺乏。合理营养可维持人体的正常生理功能，促进健康和生长发育，提高机体的劳动能力、抵抗力和免疫力，有利于某些疾病的预防和治疗。不合理营养易引发营养缺乏病或营养过剩性疾病。

二、基 本 要 求

1. 能量和营养素满足机体需求　人体对能量和各种营养素的需要量都有一个适宜范围，摄入不足或过多都会对机体产生危害。充足适宜的能量和营养素可以满足人体的新陈代谢、生长发育、组织修复等基本生命活动的需求。因此，人体能量和营养素的摄入量应力求平衡，以达到维护健康的目的。 **考点**：合理营养的要求

2. 食物符合食品卫生的要求　为了确保人们的健康与生命安全，食品中不得含有威胁人体健康的物质，而且还应保持食品的新鲜卫生。食物中的微生物、化学物质、农药残留、食品添加剂等应符合中国食品卫生国家标准的规定。

3. 科学的加工烹调方法　科学合理加工食物既能减少营养素的损失，又能改变食品的色、香、味、形，促进食欲，提高食物的消化吸收率。例如，烹饪蔬菜时先洗后切，急火快炒，能减少维生素 C 和无机盐的损失；黄豆加工成豆腐，消化率从 60% 提高到 90%。

4. 合理的膳食制度　合理的膳食制度有助于刺激消化液定时分泌，能使各种营养素被充分消化、吸收和利用，发挥最大的营养功能。我国居民习惯一日三餐，两餐间隔以 5~6 小时为宜。全天各餐食物分配的比例，在一般情况下最好是午餐相对最多，早餐和晚餐相对较少。通常早餐应占全天总能量的 25%~30%，午餐占 40%，晚餐占 30%~35%。

5. 良好的进餐环境　环境应舒适、安静、整洁卫生。

知识链接　科学合理地安排一日三餐

1. 早餐注重营养　营养丰富的早餐是一天精力充沛的保障,应讲究质量。早餐应包括主食和副食。主食一般选用馒头、粥类等,副食可适量搭配肉、菜、蛋、牛奶或者水果。营养、科学的早餐能提高体内血糖含量,使人精神振奋。

2. 午餐营养均衡,搭配合理　午餐除了主食外,要多吃一些蛋白类食物,如鱼肉、鸡肉、瘦猪肉、牛肉、羊肉及豆制品。因为这类食物中的优质蛋白可使血液中酪氨酸增加,使头脑保持敏锐,对增强理解和记忆功能、提高工作效率有重要作用。

3. 晚餐清淡不过量　晚餐应低热量,避免吃高脂肪、高蛋白质的食物,因为这些食物不但影响夜间睡眠,给肠胃带来负担,而且易导致肥胖。晚餐以富含维生素和膳食纤维的食物为主,这类食物既能帮助消化,防止便秘,又能供给人体需要的纤维素和微量元素,防止动脉硬化,改善血液循环,有益于人体健康。

第 2 节　平 衡 膳 食

案例 4-2

某女士家的孩子今年 4 岁,厌食,偏食,头发发黄。其孩子在幼儿园里明显比其他孩子矮,体质也比其他孩子差很多,季节变换或流行感冒时,经常生病感冒。老师还反应上课时该小朋友注意力不集中,学习反应有些慢。

问题: 1. 该女士家的孩子所出现的问题最有可能是什么原因造成的?

2. 为了孩子的健康,该女士应该怎么做?

一、平衡膳食的概念

考点:平衡膳食的概念

平衡膳食(balanced diet)又称合理膳食(rational diet),它是指膳食中所含的营养素种类齐全、数量充足、比例合适,并与机体的需要保持动态平衡。避免出现某些营养素的不足或过多而引起机体对营养素利用的不平衡。平衡膳食是合理营养的物质基础,是达到合理营养的手段。

二、膳食营养的需求量和摄入量

(一)营养素需求量

营养素需求量(nutrition requirement)是维持正常生理功能所需要的营养素数量,由于个体差异,同一年龄、同一性别的人群中,个体的营养素需求量存在较大差别。人体对各种营养素的需求量有一个适宜的范围,不足或过多都会对机体产生危害。当摄入不足时,机体内储备下降,导致各种营养缺乏症。当摄入过多时,有的会引起中毒或营养过剩;有的虽可排出体外,但会影响其他营养素的代谢。

(二)膳食营养素参考摄入量

膳食营养素的参考摄入量(DRI)是营养改善行动的指南,是一组每日平均膳食营养素摄入量的参考值,其包括四个营养水平指标:平均需要量、推荐摄入量、适宜摄入量、可耐受最高摄入量。

1. 平均需要量(estimated average requirement,EAR)　是指可满足生命某一阶段不同性

别、年龄及不同生理状况群体中 50% 个体对某种营养素需求量的平均值。EAR 是制定推荐摄入量的基础，也可用于评价或计划群体的膳食摄入量，或判断个体某营养素摄入量不足的可能性。

2．推荐摄入量（recommended nutrient intake，RNI）　是指可满足生命某一阶段不同性别、年龄及不同生理状况群体中 97%～98% 个体对某种营养素的摄入水平。长期摄入 RNI 水平，可以满足机体对该营养素的需要，使机体有适当的营养素储备并维持机体健康。RNI 主要是作为个体每日摄入该营养素的推荐值，是健康个体膳食摄入营养素的目标，但不作为群体膳食计划的依据。

3．适宜摄入量（adequate intake，AI）　是指在观察或实验的基础上得到的健康人群某种营养素的摄入量。其主要用途是作为个体营养素摄入量的目标。制定时不仅要考虑到预防营养素缺乏的需要，同时也要考虑到减少患某些疾病风险的需要。

4．可耐受最高摄入量（tolerable upper intake levels，UL）　指平均每日某种营养素摄入的最高限量。需要注意的是，一般来说，当摄入量达到 UL 时，对个体不至引起健康损害，但并不代表此摄入水平对健康有益。当摄入水平超过 UL 且进一步增加时，则损害健康的危险性随之增大。

三、膳食结构及类型

（一）膳食结构的概念
膳食结构（diet）也称膳食模式，是指居民膳食中各类食物的种类及数量的相对构成。膳食结构不仅反映人们的饮食习惯和生活水平高低，同时也反映一个民族的传统文化、一个国家的经济发展水平和一个地区的膳食质量等多方面的情况。而世界各地由于地域的差异、经济发展水平的高低、文化背景的不同，存在着不同的膳食结构。

（二）膳食结构的类型
根据膳食中动物性、植物性食物所占比重，以及能量、蛋白质、脂肪和糖类的摄入量的不同，可将世界不同地区的膳食结构分为以下四种类型。

1．动、植物食物平衡的膳食结构　该类型以日本为代表。该膳食中动物性食物与植物性食物比例比较适当，能量、蛋白质、脂肪、糖类的摄入量基本符合营养要求，提供的能量能够满足人体需要，又不至于过剩，膳食结构比较合理。因此，该类膳食的人群营养缺乏病、营养过剩性疾病和心血管疾病的发病率较低。

2．以植物性食物为主的膳食结构　该类型以发展中国家为代表。该类膳食以植物性食物为主，动物性食物为辅。提供的能量基本可满足人体需要，但蛋白质、脂肪摄入量偏低。因此，这类膳食的人群易患缺铁性贫血、维生素 A 缺乏症等营养缺乏病。但从另一方面看，这类膳食的膳食纤维充足，动物性脂肪较低，有利于冠心病和高脂血症的预防。

3．以动物性食物为主的膳食结构　该类型以欧美发达国家为代表。该类膳食以动物性食物为主，以高能量、高脂肪、高蛋白质、低膳食纤维为其特点。因此，这类膳食的人群容易营养过剩，其肥胖症、心血管疾病、糖尿病等发病率较高。

4．地中海膳食结构　该类型以居住在地中海地区的国家为代表。该膳食结构的主要特点：膳食中富含植物性食物，包括水果、蔬菜、土豆、谷类、果仁等；居民以当季、当地食物为主，食品的加工程度低，新鲜度较高；每天吃适量的奶酪或酸奶，经常吃适量的鱼、禽、蛋，但猪肉、羊肉、牛肉等红肉吃得较少；大部分成年人有饮用葡萄酒的习惯；食用油主要为橄榄油。因此，这类膳食的人群心脑血管疾病发病率比其他欧洲国家要低得多。

知识链接 中国居民膳食结构的现状

　　我国居民传统的膳食结构以植物性食物为主，动物性食物为辅。特点为高糖类、高膳食纤维、低动物脂肪，容易出现营养不良症状，但有利于血脂异常和冠心病等慢性疾病的预防。近几十年来，随着社会的发展和经济水平的提高，我国居民的膳食结构正日益西方化，城市和经济发达地区的膳食结构不尽合理。动物性食物及油脂的消费过高，谷类食物消费偏低，尤其是杂粮的摄入量明显下降。膳食高能量、高脂肪和体力活动减少造成肥胖、糖尿病、血脂异常等慢性病的发病率快速上升。

　　研究表明，谷类食物的消费量与癌症和心血管疾病死亡率之间呈负相关，而动物性食物和油脂的消费量与这些疾病的死亡率呈正相关。因此，城市居民要减少动物性食物和油脂的过量消费，脂肪供热比最好控制在20%～30%。农村居民的膳食结构已趋于合理，但动物性食物、蔬菜、水果的消费量仍偏低，应注意增加。另外，我国居民奶类食物的摄入量偏低，而食盐的摄入量普遍偏高，应注意改善。

第3节　膳食指南与平衡膳食宝塔

案例4-3

　　某女士有一个6岁的儿子，为了让其子身体长得壮实，该女士常给孩子吃较多的肉，水果蔬菜却吃得很少。其子除一日三餐外，还经常吃很多油炸食品、烧烤食品及饮用含糖较多的碳酸饮料。为了让儿子多吃长身体，该女士对儿子的饮食并不加以限制。

问题： 1. 以上案例中，该女士儿子的饮食是否合理？
　　　　2. 为了能够更健康的成长，应该怎么做？

　　《黄帝内经》提出"五谷为养，五果为助，五畜为益，五菜为充"。意思是说，膳食要多样化，比例适当，才能满足人体各方面的需要。我国居民膳食的依据是《中国居民膳食指南》，它是营养工作者根据营养学原则，结合国情，教育人民群众科学饮食的膳食指南。2016年，国家卫生和计划生育委员会发布了《中国居民膳食指南（2016）》。新版《膳食指南》由一般人群膳食指南、特定人群膳食指南和平衡膳食宝塔三部分组成，它以先进的科学证据为基础，更加密切联系我国居民膳食营养的实际，对各年龄段的居民摄取合理营养、避免由不合理膳食带来的疾病具有普遍指导意义。

一、一般人群膳食指南及其关键推荐

（一）食物多样，谷类为主

考点：中国居民平衡膳食指南的内容

（1）每天的膳食应包括谷薯类、蔬菜水果类、畜禽鱼蛋奶类、大豆坚果类等食物。

（2）平均每天摄入12种以上食物，每周25种以上。

（3）每天摄入谷薯类食物250～400g，其中全谷类和杂豆类50～150g，薯类50～100g。

（4）食物多样、谷类为主是平衡膳食的重要特征。

知识链接　　　　　　　　　　　**大米、面粉是否越白越好？**

　　为了追求口感和风味，精白米、精白面往往更受消费者欢迎。其实，提高谷物加工的精度降低了谷物的营养价值。由于加工过度，谷物籽粒的谷皮、糊粉层、胚芽被分离出去，仅留下淀粉含量高的胚乳部分，从而导致营养价值下降，膳食纤维损失严重，B 族维生素和矿物质损失 60%～80%。因此，长期食用精白米和精白面对健康不利，可造成维生素和矿物质摄入不足，甚至导致维生素缺乏病。所以，大米和面粉不是越白越好，从营养学角度，提倡多吃全谷物。

（二）吃动平衡，健康体重

（1）各年龄段人群都应天天运动、保持健康体重。

（2）食不过量，控制总能量摄入，保持能量平衡。

（3）坚持日常身体活动，每周至少进行 5 天中等强度的身体活动，累计 150min 以上；主动身体活动最好每天 6000 步。

（4）减少久坐时间，每小时起来动一动。

（三）多吃蔬果、奶类、大豆

（1）蔬菜水果是平衡膳食的重要组成部分，奶类富含钙，大豆富含优质蛋白质。

（2）餐餐有蔬菜，保证每天摄入 300～500g 蔬菜，深色蔬菜应占 1/2。

（3）天天吃水果，保证每天摄入 200～350g 新鲜水果，果汁不能代替鲜果。

（4）吃各种各样的奶制品，相当于每天液态奶 300g。

（5）经常吃豆制品，吃适量坚果。

（四）适量吃鱼、禽、蛋、瘦肉

（1）鱼、禽、蛋和瘦肉摄入要适量。

（2）每周吃鱼 280～525g，畜禽肉 280～525g，蛋类 280～350g，平均每天摄入总量 120～200g。

（3）优先选择鱼和禽。

（4）吃鸡蛋不弃蛋黄。

（5）少吃肥肉、烟熏和腌制肉制品。

（五）少盐少油，控糖限酒

（1）培养清淡饮食习惯，少吃高盐和油炸食品。成人每天食盐不超过 6g，每天烹调油 25～30g。

（2）控制添加糖的摄入量，每天摄入不超过 50g，最好控制在 25g 以下。

（3）每日反式脂肪酸摄入量不超过 2g。

（4）足量饮水，成年人每天 7～8 杯（1500～1700ml），提倡饮用白开水和茶水；不喝或少喝含糖饮料。

（5）儿童少年、孕妇、乳母不应饮酒。成人如饮酒，男性一天饮用酒的酒精量不超过 25g，女性不超过 15g。

（六）坚持节约，杜绝浪费

（1）珍惜食物，按需备餐，提倡分餐不浪费。

（2）选择新鲜卫生的食物和适宜的烹调方式。

（3）食物制备生熟分开、熟食二次加热要热透。

（4）学会阅读食品标签，合理选择食品。

（5）多回家吃饭，享受食物和亲情。

（6）传承优良文化，兴饮食文明新风。

知识链接　　　　　　　　**中华饮食文化和分餐制**

　　中华饮食文化源远流长，分餐制也是中华民族的饮食传统，而非西餐所独有。早在先秦时期，就已实行分餐制了。从出土的汉墓壁画、画像石和画像砖中，均可见到席地而坐、一人一案的宴饮场景，即便只有两人，也是分案而食。分餐制向合餐制的转变是一个渐进的过程。在相当长的历史时期，这两种饮食方式是并存的。唐代开始，圆桌就餐的形式开始普及。北宋何远的《春渚纪闻》记载过"邻人小席"，各菜都由侍从分到每个盘里。宋朝时合餐制开始普及，直至明朝，众人合吃的"会食制"才完全取代"分餐制"，并在圆桌上产生了长幼尊卑、主宾副陪的又一种饮食文化。

二、特定人群膳食指南

　　特定人群膳食指南针对孕妇、乳母、婴幼儿、儿童、青少年及老年人这些人群的生理特点制定了相应的膳食指南。其相关内容在第 5 章作了详细讲解。

三、平衡膳食模式

考点：平衡膳食宝塔结构

（一）中国居民平衡膳食宝塔

　　根据《中国居民膳食指南》的核心内容，结合中国居民膳食结构特点，中国营养学会设计了"中国居民平衡膳食宝塔"（图 4-1），以图片形式直观展示了每日应摄入的食物种类、合理数量及适宜的身体活动量，为居民合理调配膳食提供了科学指导。

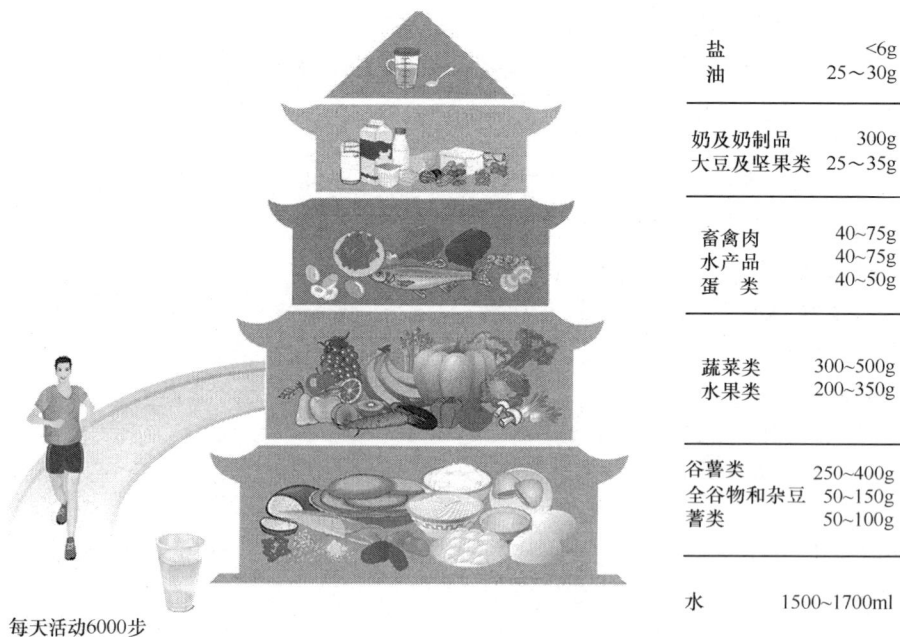

盐	<6g
油	25～30g
奶及奶制品	300g
大豆及坚果类	25～35g
畜禽肉	40~75g
水产品	40~75g
蛋　类	40~50g
蔬菜类	300~500g
水果类	200~350g
谷薯类	250~400g
全谷物和杂豆	50~150g
薯类	50~100g
水	1500~1700ml

每天活动6000步

图 4-1　中国居民平衡膳食宝塔（2016）

　　1. 中国居民膳食宝塔的结构　中国居民平衡膳食宝塔形象化的组合，遵循了平衡膳食的原则，体现了一个在营养上比较理想的基本构成。平衡膳食宝塔共分五层，各层面积大小不同，体现了五类食物和食物量的多少。五类食物包括：①谷薯类；②蔬菜水果类；③畜禽鱼蛋类；④奶类、大豆和坚果类；⑤烹饪用油盐类。以上各类食物数量是根据不同能量需要而设计的。

（1）第一层，谷薯类食物：谷薯类是膳食能量的主要来源，也是多种微量营养素和膳食纤维的良好来源。膳食指南中推荐2岁以上健康人群的膳食应食物多样、谷物为主。一段时间内，成人每人每天应该摄入谷、薯、杂豆类为250～400g，其中全谷物50～150g（包括杂豆类），新鲜薯类50～100g。

全谷物保留了天然谷物的全部成分，是理想膳食模式的重要选择，也是膳食纤维和其他营养素的来源。我国传统膳食中整粒的食物常见的有小米、玉米、绿豆、红豆、荞麦等，现代加工产品有燕麦片等，因此把杂豆与全谷物归为一类。所有2岁以上的人都应该保持全谷物的摄入量，以此获得更多营养素、膳食纤维和健康益处。

（2）第二层，蔬菜水果：蔬菜水果是膳食指南中鼓励多摄入的两类食物，是膳食纤维、微量营养素和植物化学物的良好来源。膳食宝塔推荐每人每天蔬菜摄入量应为300～500g，深色蔬菜占总体蔬菜摄入量的1/2以上；水果200～350g，建议吃新鲜水果，在鲜果供应不足时可选择一些含糖量低的干果制品和纯果汁。蔬菜和水果各有优势，虽在同一层，但不能相互替代。

（3）第三层，鱼、禽、肉、蛋等动物性食物：鱼、禽、肉、蛋等动物性食物是膳食指南推荐适量食用的一类食物。推荐每天鱼、禽、肉、蛋摄入量共计120～200g。新鲜的动物性食物是优质蛋白质、脂肪和脂溶性维生素的良好来源，建议每天畜禽肉的摄入量为40～75g，少吃加工类肉制品。目前我国汉族居民的肉类摄入以猪肉为主，且增长趋势明显。猪肉含脂肪较高，应尽量选择瘦肉或禽肉。鱼、虾、蟹类等水产品富含优质蛋白质、脂类、维生素和矿物质，推荐每人每天摄入量为40～75g，有条件可以多吃一些替代畜肉类。蛋类的营养价值较高，推荐每天1个鸡蛋。注意吃鸡蛋时不能弃蛋黄，因蛋黄有着丰富的营养成分，如胆碱、卵磷脂、胆固醇、维生素A、叶黄素、锌和B族维生素等，无论多大年龄人群都具有健康益处。

（4）第四层，乳类、大豆和坚果：乳类、豆类是鼓励多摄入的。乳类、大豆和坚果是蛋白质和钙的良好来源。膳食宝塔推荐每人每天应摄入相当于鲜奶300g的奶类及奶制品。在全球乳制品消费中，我国居民摄入量一直较低，建议多吃乳制品，有利于提高乳品摄入量。大豆包括黄豆、黑豆、青豆等，推荐大豆和坚果制品摄入量为25～35g。部分坚果的蛋白质与大豆相似，富含必需脂肪酸和必需氨基酸，作为菜肴、零食等都是食物多样化的良好选择，建议每天10g左右。

（5）第五层，烹调油和盐：油盐作为烹调调料，建议尽量少摄入。膳食宝塔推荐成人每天烹调油25～30g，食盐摄入量不超过6g。我国居民食盐摄入量普遍较高，盐与高血压关系密切，限制盐的摄入是我国的长期目标，除了少用食盐外，也需要控制隐形高盐食品的摄入量。由于我国居民现在平均糖摄入量不多，故膳食宝塔没有建议糖的摄入量，但多吃糖有增加龋齿的危险，儿童、青少年不应吃太多的糖或高糖的食品及饮料。

（6）运动和饮水：膳食宝塔图中除了有食物种类及其比重分配的形象外，还有水和身体活动的形象，意在强调足量饮水和增加身体活动的重要性。水是膳食的重要组成部分，是一切生命必需的物质，其需要量主要受年龄、环境温度、身体活动等因素影响。在温和气候条件下，轻体力活动的成年人日均饮水1500～1700ml（7～8杯）；在高温或强体力劳动条件下应适当增加。饮水不足或过多都会给人体健康带来危害。膳食中水分约占1/3，推荐一天中饮水和整体膳食（包括食物中的水，如汤、粥、奶等）水摄入共计为2700～3000ml。

运动或身体活动是能量平衡和保持身体健康的重要手段。运动或身体活动能有效地消耗能量，保持精神和机体代谢的活跃性。鼓励养成天天运动的习惯，坚持每天多做一些消耗体力的活动。推荐成年人每天进行至少相当于快步走 6000 步以上的身体活动，每周最好进行 150 分钟中等强度的运动，如骑车、跑步、庭院或农田的劳动等。

2．中国居民膳食宝塔的应用

考点：应用膳食宝塔指导膳食的注意事项

（1）确定适合自己的能量水平及食物量：能量是决定食物摄入量的首要因素，一般来说人们的进食量可自动调节，当一个人的食欲得到满足时，对能量的需要也就会得到满足。在实际应用时要根据个人年龄、性别、身高、体重、劳动强度、季节等情况适当调整。另外，"宝塔"建议的各类食物的摄入量是一个平均值和比例，日常生活中无须完全照搬，如每天吃 25～35g 大豆或坚果类，可改为每周吃 2～3 次，达到一周的总量即可。重要的是一定要经常遵循"宝塔"各层、各类食物的大体比例来合理安排饮食。

（2）合理分配三餐食量：三餐食物量的分配及时间间隔应与作息时间和劳动状况相匹配。一般早、晚餐各占 30%，午餐占 40% 为宜，特殊情况可适当调整。早餐除主食外，至少还应包括奶、豆、蛋、肉中的一种，并搭配适量蔬菜或水果，午餐可多吃一些高蛋白食物，晚餐应低热量，避免高脂肪、高蛋白食物。

（3）食物同类互换，调配丰富多彩的膳食：应用膳食宝塔可把营养与美味结合起来，按照同类互换、多种多样的原则调配一日三餐。可以是以粮换粮，以豆换豆，以肉换肉。丰富多彩是指选用品种、颜色、形态、口感多样的食物，并变换烹调方法，使食品不但具有丰富、均衡的营养，而且色、香、味俱佳，满足人们的饮食需求。

（4）要因地制宜，充分利用当地资源：我国幅员辽阔，各地的饮食习惯及物产不尽相同，只有因地制宜充分利用当地资源才能有效地应用膳食宝塔。例如，牧区可适当提高奶类摄入量；渔民可适当提高鱼产品的摄入量；农村山区可适当多利用山羊奶、瓜子、核桃等资源。在某些情况下，还可以短时间用豆类代替乳类、肉类，用花生、瓜子、核桃、榛子等干坚果代替鱼、肉、奶等动物性食物。

（5）要养成习惯，长期坚持：膳食对健康的影响是长期的结果。应用平衡膳食宝塔需要自幼养成习惯，并坚持不懈，才能充分体现其对健康的重大促进作用。

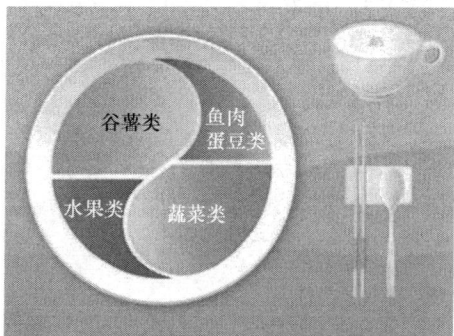

图 4-2　中国居民平衡膳食餐盘（2016）

（二）中国居民平衡膳食餐盘

中国居民平衡膳食餐盘按照平衡膳食原则，在不考虑烹饪用油盐的前提下，描述了一个人一餐中膳食的食物组成和大致比例（图 4-2）。用餐盘描述形象、直观，一餐膳食的食物组合搭配轮廓清晰明了。

餐盘分成四部分，分别是谷薯类、鱼肉蛋豆类、蔬菜类和水果类，餐盘旁的一杯牛奶提示其重要性。此餐盘适用于 2 岁以上人群，是一餐中的食物基本构成的描述。

与平衡膳食宝塔相比，平衡膳食餐盘更加简明，给大家一个框架性认识，容易记忆和操作。2 岁以上人群都可参照此结构计划膳食，即便是对素食者而言，也很容易替换肉类为豆类，以获得充足的蛋白质。

如果按照 1600～2400kcal 能量需要水平，计算食物类别和重量比例，见表 4-1，结合餐盘图中色块显示，蔬菜类和谷薯类面积最大，是膳食中的重要部分；按照重量计算蔬菜类为膳食总重量的 34%～36%；谷薯类占总膳食重量的 26%～28%；水果类次之，占总膳食重量的 20%～25%；提供蛋白质的动物性食品和大豆最少，占膳食总重量的 13%～17%；一杯牛奶为 300g。按照这个重量比例计划膳食，将很容易达到营养需求。

表 4-1　平衡膳食餐盘中食物重量比例计算

食物	1600kcal	1800kcal	2000kcal	2200kcal	2400kcal	均值	平衡餐盘图形设计比例
谷薯类	28%	27%	26%	26%	27%	27%	30%
蔬菜类	34%	36%	36%	34%	34%	35%	35%
水果类	23%	22%	25%	23%	24%	23%	20%
动物性食物＋大豆	15%	15%	13%	17%	15%	15%	15%
牛奶及制品				300g			

膳食指南强调的细节，如谷物中的 50～150g 应该是全谷物食物，适当薯类摄入量，喝水而不要喝含糖的饮料，选择低盐食物等，并不能一一在平衡膳食餐盘中得到表达，还需要参照第一部分内容进行具体解读。

（三）中国儿童平衡膳食算盘

平衡膳食算盘是根据平衡膳食的原则转化各类食物的份量图形化的表示，算盘主要针对儿童。与宝塔相比，在食物分类上，把蔬菜、水果分为两类，算盘分成 6 行（图 4-3）。此算盘份量为 8～11 岁儿童中等活动水平计算，宣传和知识传播中可以寓教于乐，与儿童很好沟通，且易于记忆一日三餐食物基本构成的多少。

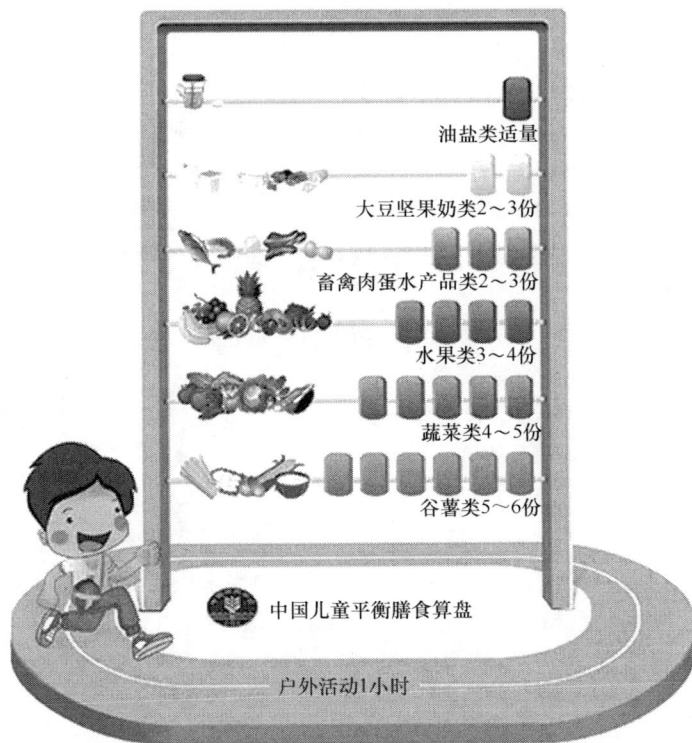

图 4-3　中国儿童平衡膳食算盘

平衡膳食算盘简单勾画了膳食结构图，食物份量据表4-2计算而来，给儿童一个大致膳食模式的认识。跑步的儿童身挎水壶，表达了鼓励喝白开水、不忘天天运动、积极活跃地生活和学习。

表 4-2   不同年龄儿童青少年的膳食组成*（单位：份/天）

食物组	7 岁~	11 岁~	14 岁~
谷薯类	4.5~5.5	6~7	6.5~9
——全谷物和薯类		适量	
蔬菜	3~4.5	4.5~5	4.5~6
——深色蔬菜		至少 1/2	
水果	2~3	3~3.5	3~4
畜禽肉类	1	1~1.5	1.5~2
蛋类	0.5~1	1	1
水产品	1	1~1.5	1.5~2
乳类	1.5	1.5	1.5
大豆	0.5	0.5~1	1
坚果	适量	0.5	1

*按中等身体活动下能量需要量水平计算，7 岁~（1600~2000kcal/d），11 岁~（2000~2500kcal/d），14 岁~（2200~3000kcal/d）。

第4节 营养配餐与食谱编制

一、营养配餐

（一）营养配餐的概念
营养配餐是按照人们的身体需要，根据食物中各种营养物质的含量，设计一天、一周或一个月的食谱，使人体摄入的各类营养素比例合理，即达到平衡膳食的一种措施。

（二）营养配餐的目的和意义
（1）可将各类人群的膳食营养素参考摄入量具体落实到每日膳食中，使能量和各种营养素的摄入量满足人们的需求。

（2）可根据群体对各种营养素的需要结合当地食物的品种、生产季节、经济条件和厨房烹调水平，合理选择各类食物，达到平衡膳食。

（3）通过营养食谱的编制，可指导食堂管理人员有计划地管理食堂膳食，也有助于家庭有计划地管理家庭膳食，且有利于成本核算。

（三）营养配餐的理论依据
1. 中国居民膳食营养素参考摄入量（DRI） DRI 是能量和营养素供给量确定的依据。

2. 中国居民膳食指南和平衡膳食宝塔 膳食指南的要求也就是营养配餐和食谱编制的基本原则，而平衡膳食宝塔是膳食指南的量化和形象化的表达。

3. 食物成分表 是营养配餐和营养食谱编制过程中必不可少的工具。通过食物成分表，可以将营养素的需要量转变为食物的需要量，从而确定食物的品种和数量。

4. 营养平衡理论 在营养配餐和食谱编制过程中，要注意食谱提供的各种营养素之间保持合理的比例，以利于提高营养素的吸收率。主要注意事项如下。

（1）膳食中三大营养素需要保持一定的比例平衡，有利于身体健康。需满足：蛋白质 10%～15%，脂肪 20%～30%，糖类 55%～65%。

（2）膳食中优质蛋白质保持适当比例，占蛋白质总供给量的 1/3 以上。

（3）各类脂肪酸保持平衡。不同食物来源的脂肪，其脂肪酸的构成也不同。若以脂肪酸提供的能量占总能量的百分比表示，脂肪提供的能量不超过总能量的 30%。其中，饱和脂肪酸约占 7%，单不饱和脂肪酸 10%以内，多不饱和脂肪酸 13%以内。

二、食 谱 编 制

食谱是将各餐主副食物的种类、数量、烹调方法、用餐时间按照平衡膳食的原则，合理地安排至每日各餐中。食谱编制是实现平衡膳食的一种具体措施，平衡膳食的原则必须通过食谱才能得以体现。

（一）食谱的基本内容和编制目的

一份完整的食谱应包括用膳对象的餐次、每顿饭菜的名称、食物的种类及数量等。

编制食谱是为了保障用膳对象对能量和各种营养素的需要，合理地将全天的能量和营养素分配到三餐中，以达到合理营养，促进健康的目的。

（二）食谱编制的原则

1. 足量性　满足用膳对象每日营养素和热能的需要。

2. 平衡性　各营养素之间比例要适当。

3. 多样性　食物种类尽可能丰富多样。

4. 针对性　注意用膳对象的性别、年龄、生理及病理特点、劳动性质、饮食习惯和饭菜口味的喜好。

5. 季节性　考虑季节和市场供应情况，兼顾经济条件。

6. 营养性　尽量选择对营养素损失少的加工、烹调方法，减少营养素损失，提高食物消化、吸收与利用率。

7. 安全性　食物原料新鲜，注重食品卫生，保证食用安全。

8. 及时性　根据用膳者实际情况及时更换、调整食谱。

（三）食谱编制的方法和步骤

食谱编制的方法主要有营养成分计算法和食品交换份法，以下主要介绍营养成分计算法的编制步骤。

（1）根据用膳对象的性别、年龄、生理状况及劳动强度等，对照中国居民 DRI 标准，确定其每日营养素的需要量。

（2）按比例计算三大产能营养素全日应提供的能量，并以此计算出三种产能营养素每日需要的数量。

（3）根据用膳对象具体情况确定全日安排餐次数和各餐占全天热能的百分比，以及每餐对各种产能营养素的需要量。

（4）根据食物成分表，首先确定主食品种和数量，其次考虑蛋白质的食物来源，最后再考虑其他副食的种类和数量。主食的品种和数量主要根据主食原料中糖类的含量确定；副食的种类和数量的确定应在已确定主食用量的基础上，依据副食应提供的蛋白质的量来确定，根据总能量和已确定的主副食所提供的能量再确定油脂的用量。

安排好初配食谱的所有食物的名称和数量，计算出已确定的初配食谱所含各种营养素量，并与中国居民 DRI 标准作比较。如一日食谱的营养素波动在±10%范围之内，优质蛋白质达到全天蛋白质总量的 1/3 以上，即认为该一日食谱合格。

食谱编制也可采用食物交换份法，该法简单易行。先将常用食物按其来源和性质分为谷薯、蔬菜、水果、豆类、奶、肉及鱼虾、蛋、油脂和纯糖九大类，每类食物中能产生 90kcal 的为一个交换份，不同食物的一份重量不尽相同，但各类食物每一份的热量均为 90kcal，同类食物每一份所含的蛋白质、脂肪、糖类含量近似。因此，可以等份互换，方便、快捷地组成不同的食谱。此法较粗略，实际应用时可将计算法与食物交换份法结合使用，首先用计算法确定食物的需要量，然后用食物交换份法确定食物种类及数量。通过食物的同类互换，可在一日食谱的基础上，设计出一周或一月食谱。

小 结

不同种类的食物营养价值各不相同，应根据人体的需要，合理选择食物，并配以科学的加工烹调方法，力求能量和各营养素的摄入量达到平衡，从而起到维护和促进健康的目的。平衡膳食是合理营养的物质基础，其基本要求是：能提供数量充足的能量和各种营养；保证各种营养素之间比例合适；食物对人体无毒无害，保证安全；合理的加工烹调；合理的膳食制度和良好的饮食习惯。中国居民膳食指南根据中国国情及居民的营养需要，提出符合我国居民营养健康状况和基本需求的膳食指导建议，并利用直观的平衡膳食宝塔指导居民膳食。

自 测 题

一、选择题

A₁/A₂型题

1. 科学的膳食结构模式应是（   ）
A. 以动物性食物为主
B. 以植物性食物为主
C. 动、植物食物平衡搭配
D. 可把保健品当作食物
E. 以奶类食物为主

2. 下列不属于 DRI 内容的是（   ）
A. 平均需要量（EAR）
B. 推荐摄入量（RNI）
C. 适宜摄入量（AI）
D. 推荐的每日膳食营养摄入量（RDA）
E. 可耐受最高摄入量（UL）

3. 中国居民膳食宝塔最底层的食物是（   ）
A. 谷类食物　　　B. 奶类食物
C. 水果、蔬菜类　D. 大豆制品
E. 畜、禽肉类

4. 合理膳食要求早、中、晚餐供给的能量比例应为（   ）
A. 3：4：3　　　B. 3：3：4
C. 4：3：3　　　D. 2：4：4
E. 4：2：2

5. 按照我国居民目前膳食习惯，膳食蛋白质的主要来源是（   ）
A. 薯类　　　　B. 肉、鱼、禽类
C. 蛋、奶类　　D. 粮谷类
E. 蔬菜类

6. WHO 建议每人每天食盐用量以**不超过**（   ）为宜
A. 3g　　　　　B. 6g
C. 12g　　　　 D. 9g
E. 15g

7. 中国居民膳食指南要求**不包括**（   ）
A. 食不过量，天天运动
B. 多吃蔬菜、水果和薯类
C. 禁止饮酒

D. 食物多样，谷类为主

E. 吃新鲜卫生的食物

8. 五名学生各自为自己设计了早餐。以下搭配最合理的是（　　）

A. 米饭、鸡腿、鸡蛋

B. 方便面、火腿、饮料

C. 瘦肉粥、水果、牛奶

D. 稀饭、包子、油条

E. 豆浆、油条、炸鸡块

9. 某位妈妈为上中学的儿子设计了一份食谱：米饭、炒猪肝、清蒸鱼。为了均衡膳食，你认为应再补充下列哪种食物更合理（　　）

A. 炒西兰花　　　B. 鸡腿

C. 牛奶　　　　　D. 馒头

E. 咸菜

10. 下列符合平衡膳食基本要求的是（　　）

A. 常喝含糖饮料

B. 品种多样，注意搭配

C. 常吃腌制食品

D. 常吃油炸类食品

E. 很少吃蔬菜水果

二、名词解释

1. 平衡膳食

2. 膳食结构

3. 营养配餐

三、简答题

1. 膳食结构的类型有哪些？

2. 中国居民膳食指南主要包括哪些内容？

（周翠如）

第5章 社 区 营 养

引 言

社区营养是在社区内运用营养学理论、技术及社会性措施，研究和解决社区人群营养问题的科学。社区营养以婴幼儿、儿童、青少年、孕妇、乳母、中老年人等人群为主要研究对象，通过开展营养调查、营养干预、营养监测和营养教育等工作，从宏观上研究不同人群合理营养与膳食状况、改善人群膳食结构、提高人群的营养知识和健康水平，同时为国家或当地政府制定食品营养政策、经济政策及卫生保健政策提供科学依据。

第1节 孕妇和乳母的营养

案例 5-1

某孕妇，29 岁，孕期呕吐反应严重，挑食严重，不爱吃牛肉、羊肉、猪肝，也不喜欢喝牛奶。妊娠 6 个月后出现头晕、乏力，医院检查血常规中血红蛋白为 710g/L。

问题： 1. 该孕妇的症状可能是缺乏哪些营养素引起的？
2. 该孕妇的饮食行为中存在哪些问题？

一、孕 妇 营 养

由于胎儿在生长发育的不同时期需要的营养素不同，需调整孕妇的营养与膳食来满足胎儿生长发育的各种需要，以保证母体的健康和胎儿在体内的正常发育，为分娩和泌乳储备营养。

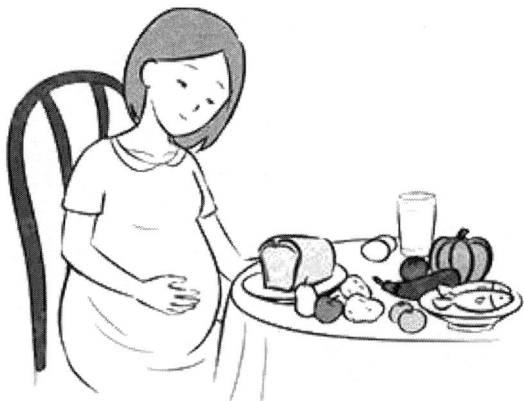

图 5-1 孕妇营养直接关系母子健康

（一）妊娠期的生理特点

孕妇妊娠期间在生理上会发生一系列的变化，孕妇的营养状况将直接影响母体与胎儿的健康（图 5-1）。

1. 代谢改变 孕妇在妊娠期间，雌激素和孕激素水平升高，母体的合成代谢和基础代谢水平升高，母体通过合成大量的蛋白质以构成胎儿机体组织、胎盘和羊水等，同时要为分娩及产后哺乳储备蛋白质和脂肪，因此对能量的需求也相应增加。

2. 消化系统功能改变 妊娠早期消化液分泌减少，胃肠蠕动减慢，易出现消化不良、食欲减退、恶心、呕吐等妊娠反应；妊娠晚期因子宫增大而影响胃肠的蠕动，易引起便秘、胃肠胀气等症状。

3. 肾功能改变 妊娠期肾血流量及肾小球滤过率均增加，有利于胎儿和母体所产生的代谢产物排出，而肾小管再吸收能力并没有相应提高，可引起葡萄糖、氨基酸、叶酸等营养素尿中排出增加。

4. 血容量及血液成分的改变　妊娠期由于血容量的增加大于红细胞数量的增加，使血液相对稀释，可出现生理性贫血。血容量增加后有利于加速营养素的输送和代谢废物的排出。

5. 体重的变化　妊娠期间母体体重增加明显，妊娠早期体重增加较慢，中后期体重增加迅速。妊娠期体重增加过多或过少对母体和胎儿均不利，妊娠期增重不足，可导致胎儿营养不良、生长受限，低出生体重（出生体重<2500g）的风险增加；妊娠期增重过多导致妊娠糖尿病、巨大儿（出生体重>4000g）的风险增加，使难产及剖宫产率显著上升，还会导致产后体重恢复困难和 2 型糖尿病等代谢性疾病的风险增加。

（二）孕妇的营养需求

由于胎儿各时期的生长速度不同，妊娠期不同阶段所需能量及营养素也存在一定的差异，但各种营养素和能量的需要量都高于妊娠前。

1. 能量　孕妇不仅要维持自身的能量需要，还要为胎儿生长发育提供所需的能量。妊娠早期胎儿生长缓慢，对能量的需要与妊娠前相近；妊娠中期和妊娠晚期胎儿生长发育迅速，对能量的需要量也相应增加。根据中国营养学会建议，孕妇每天增加能量摄入量：妊娠中期为 300kcal，妊娠晚期为 450kcal。

2. 蛋白质　为满足母体和胎儿的生长需要，妊娠期对蛋白质的需求量增加，整个妊娠期孕妇和胎儿需要储存蛋白质约 930g。中国营养学会建议孕妇膳食中蛋白质的增加量：妊娠中期为 15g/d，妊娠晚期为 30g/d。摄入充足的蛋白质对胎儿的大脑发育十分重要，同时可减少孕妇营养性水肿、贫血及妊娠毒血症发生的概率，并为产后泌乳打下良好的基础。

3. 脂类　在整个妊娠过程中孕妇体内需要储存 3～4kg 脂肪以备产后泌乳。脂类中的磷脂和多不饱和脂肪酸对脑和视网膜的发育有重要作用。孕妇膳食中应含有适量的脂肪来保证胎儿神经系统的发育和脂溶性维生素的吸收。深海鱼类含有较多 n-3 多不饱和脂肪酸，每周最好食用 2～3 次。

4. 糖类　孕妇糖类摄入不足，处于饥饿状态时易出现乏力、出汗、恶心呕吐等低血糖症状，因过度饥饿产生的大量酮体还会损伤胎儿的大脑和神经系统。早孕反应进食困难者，也必须保证每天摄入不低于 130g 的糖类，可选择富含糖类的粮谷类食物，呕吐严重以致完全不能进食者需寻求医生的帮助。

5. 无机盐

（1）钙：为满足胎儿骨骼的生长发育及母体储存部分钙以备哺乳期使用，孕妇对钙的需求量增加。妊娠期钙营养缺乏母体会动用自身骨骼中的钙，维持血钙浓度并优先满足胎儿骨骼生长发育的需要，故妊娠期钙营养不足会引起腰腿疼痛、小腿抽筋和骨质疏松症等症状，因此孕期需多食含钙丰富的食物如虾皮、牛奶、豆类、芝麻等。中国营养学会推荐孕妇自妊娠中期开始，钙的摄入量需增加 200mg/d，即总摄入量达到 1000mg/d。

（2）铁：为满足妊娠期血红蛋白合成增加和胎儿铁储备的需要，孕妇应常吃含铁丰富的食物，铁缺乏严重者可在医师指导下适量补铁，妊娠期因血容量增加孕妇易发生生理性贫血。动物肝脏、瘦肉、动物血富含铁且吸收率高，补铁可每天增加 20～50g 红肉，每周吃 1～2 次动物内脏或血液。

（3）锌：可促进胎儿生长发育，预防先天性畸形，对妊娠早期胎儿器官的形成极为重要。富含锌的食物有肉类及海产品，尤其以牡蛎含量最高。

（4）碘：是调节新陈代谢和促进蛋白质合成的必需微量元素，孕妇缺碘可致胎儿甲状腺功能低下，从而引起以生长发育迟缓、智力发育迟缓为主要表现的呆小症。妊娠期碘的推荐摄入量比

考点：各种无机盐缺乏对孕妇和胎儿的影响

非妊娠时增加了 110μg/d，在选用碘盐的基础上每周还应摄入 1~2 次含碘丰富的海产品。

考点：维生素缺乏时，孕妇和胎儿表现的症状

6. 维生素　对孕妇正常的生理代谢和胎儿正常发育起到非常重要的作用。

（1）维生素 A：缺乏可致胎儿发育迟缓、早产，过量摄入可致胎儿畸形和自发性流产。

（2）B 族维生素：可以缓解妊娠早期的妊娠反应，妊娠前需求量较大，可多吃粗粮、蔬菜和水果等加以补充。孕妇缺乏维生素 B_2 时会导致胎儿生长发育迟缓，缺乏维生素 B_{12} 可致早产，这种现象多发生在吸烟孕妇中。

（3）维生素 C：胎儿生长发育需要大量的维生素 C，孕妇缺乏时可能出现牙龈水肿、出血等症状。

（4）维生素 D：孕妇缺乏维生素 D 可致新生儿低钙血症、婴儿牙釉质发育不良。孕妇应多在户外活动，来获取充足的维生素 D，尤其是在北方的冬季日照不足的地方，人体合成的维生素 D 少，应特别注意加以补充。

（5）叶酸：为满足胎儿快速生长的需要，孕妇对叶酸的需求量也大大增加。妊娠早期补充叶酸可以有效地降低胎儿神经管畸形的发生。

（三）妊娠期的合理膳食

1. 妊娠早期膳食　妊娠早期营养成分要全面，食物要多样化。对于妊娠反应较重的孕妇应采用少食多餐的方法，饮食以清淡易消化为宜，尽量选择含优质蛋白的蛋、奶、鱼，多吃蔬菜和水果。

2. 妊娠中期膳食　妊娠中期胎儿生长发育的速度加快，妊娠反应消失，食欲明显好转，因此要增加食物的数量和品种，以保证充足能量和营养素的供给。主食中要注意选择一些粗杂粮，注意保证充足的鱼、肉、蛋、奶的供给，经常吃含铁丰富的食物如动物肝脏、动物血等；多吃新鲜蔬菜和水果，尤其是深绿色蔬菜，经常食用含钙丰富的海产品如海带、紫菜、虾等。

3. 妊娠晚期膳食　妊娠晚期胎儿生长最快，体重快速增长，大脑细胞迅速增殖，胎儿体内还需储存一定的脂肪、钙和铁等营养素。妊娠晚期应增加优质蛋白、必需脂肪酸、钙和铁的摄入，能量的摄入不宜过多，以防体重增长过度增加难产的危险性，有水肿症状的孕妇要严格控制盐的摄入。妊娠晚期子宫明显增大，孕妇常感胃部不适，可少食多餐。

（四）备孕及孕妇膳食关键推荐

1.《中国妇幼人群膳食指南（2016）》针对备孕妇女在一般人群膳食指南基础上增加以下 3 条关键推荐。

（1）调整孕前体重至适宜水平。

（2）常吃含铁丰富的食物，选用碘盐，妊娠前 3 个月开始补充叶酸。

（3）禁烟酒，保持健康生活方式。

2. 针对孕妇在一般人群膳食指南基础上增加以下 5 条关键推荐。

（1）补充叶酸，常吃含铁丰富的食物，选用碘盐。

（2）孕吐严重者，可少量多餐，保证摄入含必要量糖类的食物。

（3）妊娠中晚期适量增加奶、鱼、禽、蛋、瘦肉的摄入。

（4）适量身体活动，维持妊娠期适宜增重。

（5）禁烟酒，愉快孕育新生命，积极准备母乳喂养。

二、乳母营养

乳母是指产后为婴儿哺乳的妇女，乳母既要分泌乳汁、哺育婴儿，还需要逐步补偿妊娠、分

娩时的营养素损耗并促进各器官、系统功能的恢复，因此需要更多的营养，合理安排乳母膳食，保证充足的营养供给十分重要。

（一）哺乳期的生理特点

1. 内分泌变化　妊娠期间孕妇身体中的雌激素、孕激素、催乳素等使乳腺进一步发育，为产后泌乳作好了准备。

2. 乳汁生成　当胎儿娩出、胎盘剥离后，孕激素和雌激素水平下降，垂体分泌泌乳素促使腺泡分泌乳汁。乳汁为白色或略带黄色的液体，含不同比例的糖、脂肪、蛋白质和无机盐。

3. 泌乳和排乳　是受神经内分泌调节的，当出生后的婴儿第一次吸吮乳头时，刺激乳母垂体产生催乳素促进乳汁分泌，还可反射性地引起乳母垂体后叶释放催产素出现排乳。婴儿吸吮乳头是刺激乳汁产生的关键，吸吮越多，乳汁产生越多。

（二）乳母的营养需要

1. 能量　乳母因本身的能量消耗和分泌乳汁的需要，基础代谢率比妊娠期增加 20%，我国营养学会推荐乳母每天需在平衡膳食的基础上增加 500kcal 的能量。从母亲来看，若乳母体重迅速减轻，表示能量摄入不足。从婴儿来看，哺乳后婴儿有满足感，在哺乳后 3~4 小时内无烦躁现象且能安静睡眠，婴儿生长发育良好，则表示乳汁的质量良好，乳母摄入能量充足。

2. 蛋白质　乳母蛋白质的摄入量直接影响乳汁的分泌质量，中国营养学会推荐乳母每天额外增加 25g 蛋白质。

3. 脂肪　多不饱和脂肪酸与婴儿脑发育有密切关系，脂肪还可以促进脂溶性维生素的吸收。乳母摄入的脂肪直接影响乳汁中脂肪的种类和数量。一般乳母摄入脂肪的量以占总能量的 20%~30%为宜。

4. 无机盐　人乳中钙含量稳定，当乳母膳食中钙摄入不足时，会引起乳母骨骼问题。乳母应多吃含钙食品，钙的摄入量每天增加 200mg，同时多晒太阳。铁不能通过乳腺输送到乳汁，胎儿体内有一定的铁储存量，乳汁中铁含量较少，乳母每天需摄入一定量的铁来满足自身的需要。乳汁中碘和钾的含量受乳母膳食的影响，每天应增加 120μg 碘和 400mg 钾。

5. 维生素　乳母对各种维生素的需要量都有所增加，多数水溶性维生素如维生素 B_1、维生素 B_2、烟酸、叶酸、维生素 C 等都可通过乳腺分泌进入乳汁，并能自动调节其含量。维生素 B_1 和维生素 E 有促使乳汁分泌的作用，维生素 D 不能通过乳腺进入乳汁，婴儿需要服用滴剂加以补充。

6. 水　乳母的饮水量直接影响乳汁的分泌量，因此乳母每天应多喝水，多食用鱼汤、鸡汤、排骨汤等流质食物。

（三）乳母的合理饮食

1. 供给足够的优质蛋白质　鱼、奶、蛋、肉类等动物性食物，大豆及其制品等可提供优质蛋白质，宜多食用。

2. 多食含钙、铁丰富的食品　乳母应食用一些含钙量高的食物，如奶类、鱼虾、豆类和深绿色蔬菜等，必要时可适当补充钙制剂；含铁高的食品有动物肝脏、全血、瘦肉等。

3. 多食蔬菜和水果　新鲜的蔬菜、水果含多种无机盐、维生素和膳食纤维等，可增加食欲、防止便秘、促进乳汁分泌，是乳母不可缺少的食物，每天应保证摄入 500g 以上。

4. 食物多样化，荤素搭配、粗细粮搭配　乳母饮食不能太单一，应做到荤素搭配、粗细粮搭配，保证摄入足够的营养素。乳母一日食谱举例见表 5-1。

表 5-1　乳母一日食谱举例

餐次	饭菜名称	食品名称	重量/体积
早餐	西红柿面	白面/猪肝	100g/25g
		番茄/鸡蛋	100g/50g
	牛奶	鲜牛奶	250ml
加餐	五香鹌鹑蛋	鹌鹑蛋	50g
	水果	苹果	150g
午餐	杂粮饭	大米/紫薯	100g/30g
	香菇蒸鸡	母鸡/香菇	80g/5g
	猪脚汤	猪脚/干鱿鱼	80g/5g
	炒白菜苔	白菜苔	200g
加餐	水果	香蕉	100g
	酸奶	酸奶	200g
晚餐	杂粮饭	大米/红豆	75g/20g
	清蒸鲳鱼	鲳鱼/猪油	200g/5g
	鲫鱼豆腐汤	鲜鲫鱼/豆腐/小白菜	80g/100g/50g
	蒜蓉生菜	生菜/植物油	100g/2g
全日烹调用油			30g

5. 注意烹饪方式　多用炖、煮、炒,少用油炸、油煎。畜禽肉类、鱼类等食物炖成汤,食用时要同时喝汤,既增加营养又可促进乳汁分泌。

6. 戒烟、戒酒,少食腌制品和刺激性强的食物　烟酒中的有毒物质、腌制品和刺激性强的食物成分可通过乳汁被婴儿吸收,对婴儿产生不良影响。乳母吸烟时呼出的有害气体也会危害婴儿的身体健康。

(四)乳母膳食关键推荐

《中国妇幼人群膳食指南(2016)》针对乳母在一般人群膳食指南基础上增加以下5条关键推荐。

(1)增加富含优质蛋白质及维生素 A 的动物性食物和海产品,选用碘盐。

(2)产褥期食物多样不过量,重视整个哺乳期营养。

(3)愉悦心情,充足睡眠,促进乳汁分泌。

(4)坚持哺乳,适度运动,逐步恢复适宜体重。

(5)忌烟酒,避免浓茶和咖啡。

知识链接　　　　　合理饮食可促进产妇乳汁分泌

产妇的乳腺在刚开始分泌乳汁时,由于乳腺管还不够通畅,不宜大量食用油腻催乳食物。肉、鱼、鸡和鸡蛋等富含蛋白质的食物可促进乳汁的分泌,炖、熬最佳。另外,还可以采用一些药膳,如通草猪蹄汤、丝瓜鲫鱼汤、赤小豆红糖粥、花生猪蹄汤、黄酒炖鲫鱼等,均具有一定的催乳作用。

第2节　婴幼儿营养

　　婴幼儿时期是生长发育和智力发育的关键时期，良好的营养是人一生体格和智力发育的基础，所以婴幼儿期科学喂养尤为重要。

一、0～6月龄婴儿营养

（一）0～6月龄婴儿的生理特点

　　6月龄内是人一生中生长发育的第一个高峰期，对能量和营养素的需求高于其他任何时期，但此期内婴儿消化器官和排泄器官尚未发育成熟，功能不健全，对食物的消化吸收及代谢废物的排泄能力较差。这一时期也是婴儿完成从宫内依赖母体营养到宫外依赖食物营养的过渡期，来自母体的乳汁是完成这一过渡最好的食物。

（二）0～6月龄婴儿的营养需要

　　1. 能量　此期内婴儿对能量的需要相对高于成年人。婴儿的能量消耗主要用于基础代谢、食物的特殊动力作用、能量储存及排泄耗能、活动和生长发育等。

　　2. 蛋白质　此期内婴儿生长十分迅速，需要大量的蛋白质，其中优质蛋白应达到50%以上，婴儿蛋白质的推荐摄入量因喂养方式而异。母乳中必需氨基酸的比例最适合婴儿的需要，吸收率和利用率均较高。

　　3. 脂肪　此期内脂肪不仅能为婴儿的生长发育提供能量和必需脂肪酸，还能促进脂溶性维生素的吸收。母乳中所含的脂肪大多数是人体必需的不饱和脂肪酸，可促进婴儿神经系统的发育，是婴儿获取脂肪的最好来源。脂肪摄入不宜过多，以免引起婴儿食欲缺乏、消化不良及肥胖等症状。

　　4. 糖类　母乳喂养时，婴儿的能量供给50%来自糖类，婴儿出生后缺乏淀粉酶，所以一般在6个月后才添加淀粉类食物。为了健康，要控制纯糖的摄入，以免引起婴儿体重超标。

　　5. 无机盐　婴儿容易缺乏的无机盐主要有钙、铁、锌。

　　（1）钙：婴儿需要的钙主要来自母乳，母乳中钙含量虽低于牛奶，但吸收率较高且钙磷比例比较适合婴儿的需要，纯母乳喂养的孩子不需要额外补钙。

　　（2）铁：足月新生儿体内有一定的铁储备，可满足其6个月内的需要。6个月以后需要从膳食中补充铁，可通过添加含铁丰富的辅助食物，如米粉、肝泥及蛋黄等予以补充。

　　（3）锌：锌与婴儿生长发育关系密切，缺锌易导致食欲缺乏，生长发育迟缓，大脑智力发育受损等。足月新生儿体内锌储备可满足其6个月的需要，在6个月后可以通过蛋黄、肝泥、婴儿配方食品等补充。

　　6. 维生素　母乳中的维生素尤其是水溶性维生素含量受乳母的膳食和营养状态的影响，膳

考点： 营养素缺乏对婴儿生长发育的影响

食均衡的乳母，其乳汁中维生素一般可以满足婴儿的需求。用非婴儿配方奶粉喂养婴儿时，要特别注意补充各种维生素。

（1）维生素 A：婴儿维生素 A 缺乏可影响体重增长，严重时可出现干眼症、夜盲症、皮肤干燥等缺乏症；过量可引起中毒，出现呕吐、皮疹、昏睡等症状。母乳中含有丰富的维生素 A，母乳喂养的婴儿一般不会出现维生素 A 缺乏现象。

（2）维生素 D：对婴儿的大脑、骨骼和牙齿的发育有重要的作用，缺乏时可导致佝偻病。母乳及牛奶中维生素 D 含量都很低，婴儿生后数日开始每日补充维生素 D 10μg，同时适当进行户外活动，多晒太阳。

（3）其他维生素：一般婴儿全母乳喂养不易缺乏维生素 C，人工喂养则需要适量补充，如维生素 C 含量丰富的菜泥、橘子汁、枣泥等。早产儿、低出生体重儿和人工喂养的婴儿易缺乏维生素 E，需注意加以补充；新生儿出生后需补充维生素 K，特别是剖宫产的新生儿。

（三）0～6月龄婴儿的合理营养

婴儿喂养方式主要有母乳喂养、混合喂养和人工喂养三种。

考点：提倡母乳喂养的原因

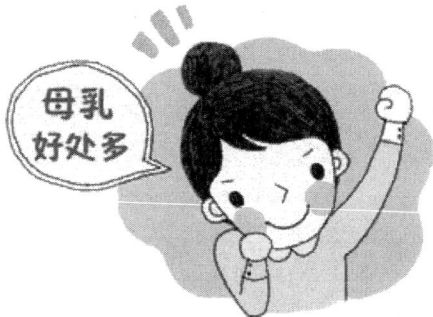

图 5-2　大力提倡母乳喂养

1. 母乳喂养　以母亲的乳汁喂哺婴儿，除母乳外不给婴儿食用其他任何食物的方式称为母乳喂养。母乳是婴儿最理想的天然食物，母乳保留了人类生命发育早期所需要的全部营养成分，有着任何食物都不可替代的优势。世界卫生组织大力提倡母乳喂养（图 5-2）。

（1）母乳中营养素齐全：母乳能全面满足婴儿的需要，能提供 6 个月龄以内的婴儿生长发育所需的全部营养素。

1）母乳中富含优质蛋白质：母乳蛋白质以乳清蛋白为主，有最佳的必需氨基酸组成和最佳利用率，不过多增加婴儿肠道渗透压和肾脏负担。

2）母乳含丰富的必需脂肪酸：母乳中脂肪含量高，以不饱和脂肪酸为主，并易于消化吸收，含有的亚油酸及 α-亚麻酸可防止婴儿湿疹的发生，富含的卵磷脂和牛磺酸可促进婴儿脑部生长发育。

3）母乳中含丰富的乳糖：母乳中的乳糖和低聚糖，可促进肠道益生菌在肠道定植和生长，有利于婴儿尽早建立健康的肠道微生态环境，促进免疫系统发育。

4）母乳中的无机盐容易吸收：母乳的钙、锌、钠等无机盐的含量适合婴儿需要，利于婴儿吸收；母乳中铁的含量虽低，但吸收率比牛乳要高得多。

5）母乳中维生素丰富：乳母膳食营养充足时，婴儿前 6 个月内所需的维生素 A、B、C、E 等都可以从母乳中得到满足。

（2）母乳中免疫物质丰富：母乳尤其是初乳（分娩后的 7 天内分泌的淡黄色、质地黏稠的乳汁）中含丰富的免疫活性物质，可增强婴儿的抗微生物感染能力。母乳中的乳铁蛋白有抗菌作用，免疫球蛋白、白细胞、溶菌酶及抗菌因子等多种免疫物质可为婴儿提供特异性免疫保护。

（3）母乳喂养经济、方便、卫生：健康的母乳是无菌的、温度适宜且不易发生过敏。

（4）母乳喂养可增进母婴间的感情：哺乳有助于婴儿的智力发育，婴儿的吸吮可反射性引起催乳素的分泌，利于子宫的收缩与恢复，乳汁的分泌可消耗妊娠期储备的脂肪，利于乳母体形的恢复。

2. 混合喂养　因母乳分泌不足或其他原因，给母乳喂养的婴儿添加牛乳或婴儿配方奶粉以补充母乳的不足称为混合喂养。混合喂养应先喂母乳，再喂牛乳或其他代乳品。混合喂养虽不如母乳喂养，但可以保证母亲乳房受到婴儿吸吮的刺激，维持乳汁正常的分泌。混合喂养应坚持每天哺乳的次数不少于3次，至少坚持母乳喂养达6个月再完全使用代乳品。

3. 人工喂养　用母乳代用品如牛乳、羊乳或配方乳、代乳粉等对6个月以内婴儿哺喂的方式称为人工喂养。常用的婴儿代乳品有婴儿配方奶粉、牛奶、羊奶、全脂奶粉、奶糕和豆制代乳粉等，其中首选婴儿配方奶粉。选择配方奶粉时应注意根据月龄选择不同的产品，婴儿食品配好后应立即喂养，奶瓶调配食具每次使用后应立即清洗干净，并定期消毒。

（四）0～6月龄婴儿膳食关键推荐

《中国妇幼人群膳食指南（2016）》针对0～6月龄婴儿在一般人群膳食指南基础上增加以下6条关键推荐。

（1）产后尽早开奶，坚持新生儿第一口食物是母乳。

（2）坚持6月龄内纯母乳喂养。

（3）顺应喂养，建立良好的生活规律。

（4）生后数日开始补充维生素D，不需补钙。

（5）婴儿配方奶是不能纯母乳喂养时的无奈选择。

（6）监测体格指标，保持健康生长。

知识链接　　　　　　　　　**婴幼儿配方奶粉的选择**

母乳是婴儿的最佳食物，如果母乳喂养不足，可选择婴幼儿配方奶粉。配方奶粉的质量关系到宝宝一生的健康，在选择奶粉时要选择可信的品牌，婴幼儿奶粉一定要营养齐全。在选购婴幼儿奶粉时，一定不要忽视以下营养成分：DHA、ARA、核苷酸、必需脂肪酸、卵磷脂、牛磺酸、β-胡萝卜素、铁、乳酸菌等。

二、7～24月龄婴幼儿营养

对7～24月龄婴幼儿来说，单一的母乳喂养已经不能满足其对能量和营养素的需求，饮食由婴儿食品逐步过渡到普通膳食，是饮食习惯形成的重要时期，但幼儿的消化吸收功能尚未发育完善，若喂养不当会导致幼儿体重不增或少增，甚至营养不良。

（一）7～24月龄婴幼儿生理特点

7～24月龄婴幼儿生长发育仍然处于旺盛时期，2岁时体重可达出生时的4倍，身高一般达到出生时近2倍，脑重可达成人的80%。其胃肠道等消化功能相对完善，口腔运动功能、味觉、嗅觉、触觉等感知觉，以及心理、认知和行为能力也已经准备好接受新食物。

（二）7～24月龄婴幼儿的营养需要

婴幼儿快速生长需要相对较高的能量、蛋白质、铁、锌、维生素A、维生素D、长链多不饱和脂肪酸、胆碱等。据估算，对于继续母乳喂养的7～12月龄的婴幼儿，其所需要的能量，以及99%的铁、75%的锌、80%的维生素B_6、50%的维生素C等必须从添加的辅食中获得，因此婴儿满6月龄必须尽快引入各种营养丰富的辅助食物。这一时期如喂养不当，往往会导致营养不良、生长发育迟缓，出现抵抗力下降、夜盲症、缺铁性贫血、佝偻病等营养缺乏症。

（三）7～24月龄婴幼儿的合理膳食

幼儿膳食从婴儿期的以乳类为主过渡到以谷类为主，以奶、蛋、鱼、肉及蔬菜和水果为辅的平衡膳食。

1. 摄入足量的动物性食品　7～24月龄婴幼儿应摄入足量的动物性食品，每天500ml奶、1个鸡蛋、15～75g的鱼禽肉，以补充优质蛋白质、铁、锌和维生素A等。

2. 合理加工与烹调　婴幼儿的消化能力有限，食物的加工要精细，以软饭、碎食为主。宜采用蒸、煮、炖等方式，保证食物的原汁原味，避免刺激性强的食物。

3. 合理安排膳食　幼儿的胃容量小，消化能力弱，饮食上应少食多餐。幼儿的早餐极为重要，不吃早餐易患消化道疾病；睡前忌食甜食，预防蛀牙。

4. 注意饮食卫生　饭前洗手，不吃不洁的食物，切勿边吃边玩，培养孩子细嚼慢咽的好习惯，保持清洁、安静的用餐环境。

（四）婴幼儿辅助食品

1. 添加辅助食品的目的　随婴儿月龄增大，应有步骤地添加母乳以外食物。使婴儿由单纯母乳喂养逐步过渡到完全由母乳外食物，满足营养需要的过程称为断乳。辅助食品是指为补充母乳营养不足和过渡到一般膳食而给婴儿逐步添加的食品，在断乳期添加辅助食品，一方面可以补充母乳的不足，满足婴儿生长发育的需要；另一方面可以锻炼婴儿的咀嚼能力，逐渐培养婴儿良好的饮食习惯。

2. 添加辅助食品的原则　每次只添加一种新食品、由少到多、由稀到稠、由细到粗、循序渐进。从一种富含铁泥糊状食物开始，如强化铁的婴儿米粉、肉泥等，逐渐增加食物种类，逐渐过渡到半固体或固体食物，如烂面、肉末、碎菜、水果粒等。每引入一种新的食物适应2～3天，密切观察是否出现呕吐、腹泻、皮疹等不良反应，适应一种新的食物后再添加其他新的食品。

（五）7～24月龄婴幼儿膳食关键推荐

《中国妇幼人群膳食指南（2016）》针对7～24月龄婴幼儿在一般人群膳食指南基础上增加以下6条关键推荐。

（1）继续母乳喂养，满6月龄起添加辅食。

（2）从富含铁的泥糊状食物开始，逐步添加达到食物多样。

（3）提倡顺应喂养，鼓励但不强迫进食。

（4）辅食不加调味品，尽量减少糖和盐的摄入。

（5）注重饮食卫生和进食安全。

（6）定期监测体格指标，追求健康生长。

第3节　儿童青少年营养

案例 5-3

某8岁男孩，从小随父母素食，体形瘦弱，身高比同龄孩子矮。该男孩父母因其抵抗力低下、学习反应比较慢前来咨询。

问题： 1. 该男孩由于什么原因出现了以上症状？

2. 该男孩父母应如何调整孩子的膳食来改善当前症状？

儿童青少年时期是由儿童生长发育到成年人的过渡时期，包括2～5岁学龄前儿童阶段和6～17岁学龄儿童青少年阶段。这一时期是身体和智力发育的关键时期，身体生长快、第二性征逐渐出现，运动量加大，充足的营养是儿童青少年正常生长发育和智力发展的重要保证。

一、学龄前儿童营养

（一）学龄前儿童的生理特点

学龄前儿童生长发育速率与婴幼儿阶段相比有所下降，但仍处于较高水平，这一阶段儿童摄入的食物种类和膳食结构已开始接近成人，对各种营养素的需求量较高，消化系统尚未完全成熟，咀嚼能力也较差，生活能力不断提高，该时期是培养良好饮食习惯的重要阶段。

（二）学龄前儿童的营养需要

1. 能量　儿童的生长发育旺盛且活动量比较大，对能量的需要也较多。由于个体差异，好动的比安静的儿童能量需要量可能高数倍。学龄前儿童能量推荐摄入量为 1000～1400kcal/d。

2. 蛋白质　生长发育旺盛的儿童对蛋白质的需求量较大，若蛋白质摄入不足会导致儿童体格和智力的发育不良，免疫力下降，抗病能力减弱。学龄前儿童蛋白质推荐摄入量为 25～30g/d，其中优质蛋白应达到 50%。

3. 糖类　儿童应保证充足的糖类摄入，占总能量的 55%～65% 为宜，应以谷类为主，不宜食用过多的糖果、甜食和含糖饮料。

4. 脂类　儿童脂肪的摄入量占总能量的 30% 左右为宜，并保证足量必需脂肪酸的摄入。脂肪摄入过多会增加肥胖及成年后心血管疾病发生的危险性。

5. 无机盐　儿童时期要特别重视和保证钙、铁、锌的摄入。2～3 岁儿童钙的推荐摄入量为 600mg/d，4～5 岁为 800mg/d。奶和奶制品是儿童理想的钙来源，每天应饮奶 300～400ml 或相当量奶制品；儿童应适当补充铁和锌，缺铁容易导致贫血、免疫力和抵抗力降低，还会影响儿童认知能力和学习能力，缺锌易导致生长发育迟缓，食欲缺乏，免疫功能受损等。

6. 维生素　维生素 A 可促进儿童生长发育，维持正常的视力，缺乏时可引起眼部症状，影响骨骼和牙齿的发育，严重时会导致贫血。维生素 D 摄入不足可导致儿童佝偻病和骨骼发育异常，推荐摄入量为 10μg/d，同时应加强户外活动，促进维生素 D 的吸收。维生素 B_1 主要来源于粮谷类，以精加工谷类食物为主食会导致儿童缺乏维生素 B_1。维生素 C 可促进儿童生长发育、增强儿童免疫力，儿童应多食用蔬菜和水果补充维生素 C。

考点：各营养素对儿童生长发育的影响

（三）学龄前儿童的合理膳食

1. 足量食物，平衡膳食　食物种类齐全，做到粗细搭配，每天应供给主食、鱼、禽、蛋、瘦肉、蔬菜、水果，每天饮奶 300～400ml 或相当量的奶制品。

2. 正确烹调食物　食物加工的尽量细软一些，采用合适的烹调方法，口味清淡，避免煎炸、烧烤和刺激性的调味品，控制食盐用量。

3. 适当增加餐次　儿童胃容量小，消化功能有限，活动量大，容易饥饿，可在三餐之外适当增加餐次，补充点心、水果或奶制品等。

4. 培养良好饮食习惯　儿童应做到饭前洗手、细嚼慢咽、专心进餐，不挑食、不偏食、不贪食，正确选择零食。学龄前儿童一日食谱举例见表 5-2。

表 5-2　学龄前儿童一日食谱举例

餐次	饭菜名称	食品名称	重量/体积
早餐	面包夹香肠	面包/香肠	30g/50g
	煮鸡蛋	鸡蛋	50g

续表

餐次	饭菜名称	食品名称	重量/体积
早餐	牛奶	鲜牛奶	200ml
加餐	水果	苹果	100g
午餐	米饭	籼米	80g
	油煎带鱼	鲜带鱼	50g
	炒西蓝花	西蓝花	100g
	紫菜豆腐猪肝汤	猪肝/豆腐/紫菜	20g/50g/5g
加餐	红枣酸奶	酸奶	100ml
	桃酥	桃酥	10g
晚餐	米饭	大米	80g
	叉烧排骨	排骨	60g
	油炒红萝卜	红萝卜	50g
	紫菜虾皮汤	紫菜/虾皮	5g/10g
全日烹调用油			15ml

（四）学龄前儿童膳食关键推荐

《中国居民膳食指南（2016）》针对学龄前儿童在一般人群膳食指南基础上增加以下5条关键推荐。

（1）规律就餐，自主进食不挑食，培养良好饮食习惯。

（2）每天饮奶，足量饮水，合理选择零食。

（3）食物应合理烹调，易于消化，少调料，少油炸。

（4）参与食物选择与制作，增进对食物的认知与喜爱。

（5）经常户外活动，保障健康生长。

二、学龄儿童青少年营养

6岁儿童进入学校教育阶段，6～17岁学龄儿童青少年阶段两性特征逐步显现，学习和运动量加大，是人的生长发育的第二高峰期，需要充足的能量和各种营养素。

（一）学龄儿童青少年的生理特点

1. **身高体重急剧增长**　该时期生长迅速，代谢旺盛，身高、体重突发性增长。身高每年可增加5～8cm，体重可增加2～5kg，对能量的需求已接近成人。

2. **青春期性发育成熟**　青春期第二性征逐渐明显，体格生长迅速，生殖器官及内脏功能逐渐发育成熟，大脑和心理发育进入高峰期。男生骨骼和肌肉的发育较显著，女生体内脂肪比重增加明显。

（二）学龄儿童青少年的营养需要

考点：各营养素对青少年生长发育的影响

1. **能量**　学龄儿童青少年生长发育迅速，活动量大，学习负担重，对能量和营养素的需求接近成人。能量摄入不足会出现消瘦和抵抗力下降，导致生长发育迟缓，影响学习和活动能力；摄入过多则可导致青少年肥胖。

2. **蛋白质**　儿童少年时期对蛋白质的需要量较多，推荐摄入量为35～75g/d，其中优质蛋白质应占50%。蛋白质摄入不足时可导致生长发育迟缓、消瘦，甚至影响智力的发育，严重的还可出现营养不良、抵抗力下降。

3. 无机盐　青春前期和青春期正是青少年生长突增高峰期，为满足骨骼迅速生长发育的需要，青少年钙的推荐摄入量为 1000～1200mg/d，不分性别；伴随着第二性征的发育，女孩月经期失血，对铁的需求量增大，缺铁易引起贫血、学习能力下降、免疫力降低，青少年铁的推荐摄入量为 15～18mg/d；青少年缺锌易出现第二性征发育不全，性功能低下，要注意补充，锌的推荐摄入量为 10～12.5mg/d；青春期甲状腺功能增强，需要更多的碘，碘的推荐摄入量为 120μg/d，可选择含碘较高的紫菜、海带和海鱼等。

4. 维生素　青少年时期是神经系统和肌肉组织发育的高峰期，对各种维生素需要量均增加。充足的维生素 B_1 和维生素 B_2 可满足能量代谢和合成代谢的需要；充足的维生素 D 可以满足骨骼快速生长的需要，青春期维生素 D 的需要量与成人基本相同；维生素 C 可促进生长发育和铁的吸收，增强对疾病的抵抗力。青少年时期常面临紧张的学习和考试，补充各种维生素不容忽视。

（三）学龄儿童青少年的合理膳食

1. 多吃谷类，供给充足能量　谷类是我国膳食中能量和蛋白质的主要来源，青少年每天需摄入 400～500g 谷类，可适当地选择添加一些粗粮、杂粮。

2. 注意平衡膳食，保证食物多样化　青少年所需各种营养素和能量的量相对较高，每天应摄入充足的鱼、禽、肉、蛋、奶、蔬菜和水果，注意荤素搭配、粗细搭配。

3. 参加体力活动，避免盲目减肥　青少年应加强体育锻炼，保证膳食平衡，以保持适宜的体重，避免过度节食减肥，以免造成新陈代谢紊乱，免疫力下降。正确的减肥方法是合理控制饮食，少吃含能量较高的肥肉、油炸食物、甜食、饮料和垃圾食品，积极参加体育锻炼。

4. 养成良好的饮食习惯　要限制青少年零食的摄入量，在能量和营养素摄入充足的情况下，最好不要吃零食，尤其避免在正餐前吃零食，以免影响食欲。青少年抽烟和饮酒严重影响生长发育，因此青少年要远离烟酒。

（四）学龄儿童青少年膳食关键推荐

《中国居民膳食指南（2016）》针对 6～17 岁的学龄儿童青少年在一般人群膳食指南基础上增加以下 5 条关键推荐。

（1）认识食物，学习烹饪，提高营养科学素养。

（2）三餐合理，规律进餐，培养健康饮食行为。

（3）合理选择零食，足量饮水，不喝含糖饮料。

（4）不偏食节食，不暴饮暴食，保持适宜体重增长。

（5）保证每天至少活动 60min，增加户外活动时间。

知识链接　　　　　　　　　　　考生饮食指南

学生考前大脑活动处于紧张状态，对能量和营养素的需求比较高，在饮食安排上要做到膳食平衡，保证食物多样化。首先，要保证摄入足够的糖类和能量，在考试期间考生需要紧张的脑力劳动，葡萄糖是大脑唯一可以利用的能源；其次，需要供给充足的蛋白质和必需氨基酸，个别氨基酸的缺乏可造成神经系统紊乱失调，可选择瘦肉、鱼类、牛奶及豆制品，这些食物不仅可提供优质蛋白质，还含有能增强记忆力的磷脂胆碱；再次，要多吃些新鲜蔬菜和水果，补充无机盐和维生素；最后，应注意合理烹调，荤素搭配，早餐要吃饱吃好，午餐要丰盛，晚餐忌油腻。

第4节　中老年人营养

案例 5-4

　　患者，男性，48 岁。经常食用腌制品，家里做饭口味较重，饭菜较咸，近期患者常有头晕、头痛、疲劳乏力等现象。经检查，收缩压 190mmHg，舒张压 120mmHg。

问题： 1. 该患者患的是什么病？
　　　　2. 针对该症状应如何制订合理的膳食？

　　中老年期是生理成熟及衰老期，也是慢性病的高发期。截至 2017 年，我国 60 岁以上的老年人已占总人口的 17.3%，中国已进入老龄化社会。合理营养可以延缓衰老、预防疾病、提高生命质量、实现健康长寿，而营养不良或营养过剩则可能加速衰老，并增加老年常见病的发病率。

一、中年人营养

　　中年期是人一生中生理、心理和社会成熟度最佳时期，也是从青年到老年的过渡时期，这一时期若忽视饮食与营养的科学性，易出现体力不支、贫血、脑力迟钝等问题，合理营养和平衡膳食是中年人健康的重要保障。

（一）中年人的生理特点

　　1. 基础代谢　随着年龄增长，基础代谢率逐步下降，肌肉等实体组织逐渐减少，脂肪组织增多。

　　2. 消化、循环系统　功能减退，易出现心脑血管和消化系统疾病。

　　3. 其他功能　40 岁以后视力、听力、嗅觉等感觉功能开始降低，机体免疫力下降，女性进入围绝经期，易出现内分泌紊乱、骨质疏松等问题。

（二）中年人的营养需要

　　1. 能量　由于中年人的基础代谢和器官功能逐渐降低，能量的摄入不宜太高，要与消耗量保持平衡，以免引起肥胖，这是中年人应当特别注意的。

　　2. 蛋白质　随着年龄的增长，中年人体内蛋白质的合成逐渐减少，对食物蛋白质的利用有所下降，因此中年人更要保证每天蛋白质的供给充足。

　　3. 脂肪　中年人体内脂肪酶的活性有所降低，人体分解脂肪的能力下降。因此，在中年期应该适当地限制脂肪的摄入，每天脂肪的摄入以 50g 左右为宜。以植物油为好，特别要控制动物脂肪，防止动脉硬化和高血脂的发生。

　　4. 糖类　由于中年时期人体对能量需求有所减少，胰腺功能减退，所以中年人应控制糖类的摄入，尤其应控制精制食糖，合理搭配粗杂粮、豆类、蔬菜和水果。

　　5. 无机盐　中年人每天应保证钙、铁、锌、碘的摄入，控制食盐摄入，不高于 6g/d 为宜，从而预防高血压、骨质疏松和贫血等症状的发生。

　　6. 维生素　对中年人来说，要供给充足的维生素 A、维生素 E、B 族维生素和维生素 C，以促进机体代谢，增强免疫力。

（三）中年人的合理膳食

　　1. 营养平衡　在平衡膳食的基础上，应注意增加优质蛋白质的摄入，其中优质蛋白不低于1/3，动物性食品应注重鱼类、海产品的摄入，可每日饮用一杯牛奶；应少摄入高脂肪、高胆固醇食物。

2．补充膳食纤维　膳食纤维有治疗便秘、降低血糖、稀释和加速有毒物质的排出和预防某些癌症的作用，中年人应多食用蔬菜、水果以增加膳食纤维的摄入。

3．膳食制度合理　三餐定时定量，食不过量，维持适宜体重；不饮酒或少饮酒，限制钠盐的摄入。

二、老年人营养

（一）老年人的生理特点

1．基础代谢率降低　老年人基础代谢率比青壮年下降 10%～15%，且随着年龄增高胰岛素分泌能力减弱，可导致葡萄糖耐量下降。

2．器官功能减退　老年期心、脑、肾功能及肝脏代谢能力均有不同程度的降低，消化功能减退，机体对营养素的吸收利用能力降低，体内代谢产物排泄缓慢。

3．身体成分改变　体内脂肪组织随着年龄增加而增加，肌肉萎缩；身体水分和骨矿物质减少、骨密度下降，易发生骨折，其中女性更为明显。

4．体内氧化损伤加重　随着年龄的增加，脂褐素在细胞中大量堆积，沉积在皮肤可出现老年斑；沉积于脑和脊髓神经细胞可引起神经功能障碍。

5．内分泌与免疫功能下降　老年人腺体功能下降，易患高血糖、高血压、高脂血症、高尿酸症等。老年人胸腺萎缩，T 淋巴细胞数量减少，机体对疾病的抵抗力下降。

（二）老年人的营养需要

1．能量　由于老年人基础代谢率降低，体内脂肪组织比例增加，活动量减少，所需能量也相应减少。60 岁以后的老年人每增加 10 岁能量供给量应当递减 5%～10%。老年人应依据年龄、性别、体重和活动量来合理调节饮食，减少能量的摄入。

考点：各营养素的缺乏对老年人的影响

2．蛋白质　老年人分解代谢大于合成代谢，蛋白质的合成能力减弱，摄入不足，易出现蛋白质缺乏；但老年人肝、肾功能降低，摄入过多又可加重肝、肾负担。因此老年人应选择生物利用率高的优质蛋白质。

3．脂肪　老年人对脂肪的消化能力较差，所以脂肪的摄入不宜过多。一般以占总能量的 20%～30% 为宜，以富含多不饱和脂肪酸的植物性脂肪为主，控制饱和脂肪酸含量多的动物脂肪的摄入。

4．糖类　由于老年人血糖调节能力减弱，摄入过多的糖类易引起血糖升高，进而血脂升高，引发心血管疾病和糖尿病。老年人糖类摄入量以占总能量 55%～65% 为宜，多选择粗粮、杂粮、蔬菜等食物。

5．无机盐　老年人合成维生素 D 的能力减弱，对钙的吸收能力降低，加上钙的储存和利用率下降，易出现骨质疏松，因此应注意补充含钙丰富的食品，并多晒太阳；老年人对铁的吸收利用能力下降，易发生缺铁性贫血，要多吃含铁丰富的食品；锌能增强机体的免疫力、预防免疫缺陷疾病和癌症，硒可维持人体的心肌功能，老年人均需注意补充；老年人味觉功能减退，应注意控制食盐的摄入。

6．维生素　充足的维生素可帮助老年人调节体内代谢、增强抗病能力。维生素 A 对暗适应、预防角膜炎有一定作用，还能降低肺癌发生率；维生素 D 有利于防止骨质疏松症，老年人应多晒太阳；维生素 E 可减少细胞内脂褐素的形成、延缓衰老；维生素 C 可促进胶原蛋白的合成、保持毛细血管的弹性，防止老年人血管硬化、增强机体的免疫力并促进铁的吸收。

（三）老年人的合理膳食

1. 平衡膳食尤为重要　老年人膳食应注重食物多样化，以保证各种营养素充足、互补，达到合理营养的目的。

2. 食物要粗细搭配，易于消化　老年人的膳食要粗细搭配，多吃些粗粮、杂粮，食物尽量细碎，烹调软烂，以适应老年人的咀嚼和消化功能。

3. 适量食用动物性食品　禽畜肉含蛋白质较多，适合老年人食用，其中禽肉细嫩，易于消化；鱼、虾等含有优质蛋白质，尤其海鱼可预防高脂血症和动脉粥样硬化，摄入充足的奶类可有效地预防骨质疏松症和骨折，乳糖不耐受者可用酸奶或用豆浆代替牛奶。

4. 烹调方法得当并少食多餐　老年人烹调食物尽量采用蒸、煮而少用煎炸的方法。老年人消化吸收能力减退，可在正餐间再加一次餐，从而减轻胃肠负担，提高食物消化吸收率。

5. 多吃蔬菜、水果和豆制品　蔬菜和水果是维生素和无机盐的重要来源，其中的膳食纤维能促进肠蠕动，预防老年性便秘、改善肠道菌群，利于食物的消化吸收。豆制品可预防心脑血管疾病和骨质疏松症。

6. 体力活动适度　老年人可根据自己的身体状况选择一些比较舒缓的运动如散步、打太极、做家务等，以改善生理功能，保持身体健康。

（四）老年人膳食关键推荐

《中国居民膳食指南（2016）》针对老年人在一般人群膳食指南基础上增加以下4条关键推荐。

（1）少量多餐细软；预防营养缺乏。

（2）主动足量饮水；积极户外运动。

（3）延缓肌肉衰减；维持适宜体重。

（4）摄入充足食物；鼓励陪伴进餐。

第5节　营养调查与评价

案例5-5

某女士，23岁，身高160cm，体重50kg，从事轻体力劳动（全天需要能量2000kcal）。该女士早餐吃了绿豆粥（原料含有粳米35g，小米30g，绿豆10g）和鸡蛋（鸡蛋去壳后55g）。绿豆粥做好后725g，该女士未吃净，剩余125g。

问题： 1. 该女士的体重是否在正常范围内？
　　　　 2. 对该女士进行的膳食调查为何种方法？
　　　　 3. 早餐为该女士提供了哪些营养素？每种营养素的量是多少？

考点：营养调查的概念与主要内容

营养调查（nutrition survey）是运用科学方法，准确了解社会某一人群或个体的膳食结构和营养状况，以此判断其饮食结构是否合理和营养状况是否良好的重要手段。营养调查的内容主要包括膳食调查、体格检查和营养状况生化检查。

一、膳食调查与评价

（一）基本概念

膳食调查（dietary survey）是指对个人、家庭或人群一定时间内各种食物摄入量及营养素摄入状况的调查。膳食调查作为营养调查的重要组成部分，其结果可作为对被调查对象进行营养咨询、营养改善和膳食指导的依据。

（二）膳食调查基本要求

1. 调查点的选择　应选择在食品生产与供应、地理条件、气象条件、居民饮食习惯等具有代表性的地点。

2. 调查对象的选择　应选择在劳动、经济、生理等方面具有代表性的人员。

3. 调查时间的选择　在长期调查中一般一年应进行 4 次，每季一次。每季调查时间集体食堂为 5 天，个体居民为 7 天，其中不得包括节假日，但是一般居民有在周末吃得较好的习惯，所以调查期应包括至少一个休息日。若全年调查 2 季，应选择在春冬和夏秋各进行一次。

4. 调查人员的要求　对于较大范围的膳食调查，在调查前应对调查人员进行培训，统一标准。

（三）膳食调查方法

膳食调查方法包括称重法、记账法、询问法、食物频率法、化学分析法等。在大型调查中这些方法常被组合应用，如中国居民营养与健康状况调查中，根据调查对象的不同，膳食调查采用了以下几种方法进行调查。 **考点：常见的膳食调查方法**

1. 称重法　又称称量法，是指运用标准化的称量工具对食物量进行称重，从而了解调查对象当前食物消费情况的一种方法。常用于团体、家庭及个人的膳食调查，调查时间为 3～7 天。具体操作过程为称量每餐烹调前食物（可食部）的生重，烹调后的熟食重，以及吃后剩余熟食重，并统计用餐人数，记录到食物消耗登记表中，计算出每人每日各类食物的消耗量见表 5-3。

（1）计算生熟比：生熟比＝食物生重（净重）/食物熟重。

（2）计算实际摄入食物的熟重和生重：实际摄入食物的熟重＝烹调后的食物熟重-剩余熟食重量；实际摄入食物的生重＝实际摄入食物熟重×生熟比。

表 5-3　食物消耗记录表

日期	餐次	食物名称	生重（kg）	熟重（kg）	生熟比	熟食剩余量	实际消耗量		进餐人数	总人日数
							熟重（kg）	生重（kg）		
_月_日	早									
	午									
	晚									
…	…									
_月_日	早									
	午									
	晚									

计算举例：黄瓜毛重 500g，皮 40g，净重＝毛重-皮＝500g-40g＝460g；水煮后熟重 400g，餐后剩余重量 100g。

$$生熟比＝460g/400g＝1.15$$
$$实际摄入食物的熟重＝400g-100g＝300g$$
$$实际摄入食物的生重＝300g×1.15＝345g$$

（3）计算总人日数（用餐人数）：记录每日每餐就餐人数，一个人一天吃早、午、晚餐算一个人日数。

计算举例：某单位某日用早餐人数为 280 人、午餐 400 人、晚餐 320 人。根据我国的膳食习惯，早、午、晚三餐能量消耗量比例分别为 30%、40%、30%，计算总人日数，总人日数＝

280×0.3＋400×0.4＋320×0.3＝334。

把调查期限内每天的人日数相加即为总人日数，当用餐者的年龄、性别、劳动强度等差异较大时，还应将不同用餐者分别登记、分别计算人日数，以便根据其不同的需要量计算出每人每日平均推荐摄入量标准，最后与实际量比较，做出合理的评价。

（4）计算平均每人每日各类食物摄入量：平均摄入量＝某种食物的实际消耗量/总人日数。

称重法的优点是能准确反映调查对象的食物摄取及一日三餐食物分配情况，缺点是花费的人力和时间较多，不适合大规模的营养调查。

2. 记账法　又称查账法，常用于账目清楚的食堂，时间一般为 1 个月或更长。具体操作过程为查阅某一时期内各种食品消耗总量及同时期就餐者人日数（按称重法中的方法计算）来进行调查计算，其中食物消耗量需逐日分类准确记录，应具体写出食物名称，自制的食品要分别登记原料、产品及其食用数量。记账法优点是简便、快速，但缺点是不够精确。

3. 询问法　适合于个体调查和人群调查。具体操作过程为询问被调查者每日摄取食物的种类、饮食习惯等情况，了解食物消耗量。询问法通常包括 24 小时回顾法和膳食史法。

（1）24 小时回顾法：通过询问调查对象过去 24 小时实际的膳食摄入状况，对其食物摄入量进行计算的一种方法。24 小时回顾法中的 24 小时通常是指从调查时间点开始向前推 24 小时。常用于门诊或住院患者的膳食调查，但不适合 7 岁以下儿童和 75 岁以上老年人。实施中可采用单次调查、3 天连续调查、长期多次调查等不同形式，如对同一受访者在一年内的不同季节进行4 次 24 小时回顾法调查，以消除季节对居民饮食结构的影响，24 小时回顾法问卷见表 5-4。

表 5-4　24 小时回顾法问卷

餐次	就餐时间	就餐场所	食物名称	进食量（非必须）	原料名称	重量（g）
早餐	8：00	家	面包	1 个	某品牌面包	80
			牛奶	1 包	某品牌牛奶	150
			蓝莓酱	1 小勺	某品牌蓝莓酱	2
加餐	10：30	学校	苹果	1 个		150
午餐	12：00	学校	米饭	3 两	米	80
			番茄炒蛋	1 份	番茄	100
					鸡蛋	60
					食用油	10
					食盐	2
			清蒸鲈鱼	1 份	鲈鱼	80
					食用油	5
					食盐	2
加餐	15：00	学校	酸奶	1 盒	酸奶	100
晚餐	17：30	家	馒头	1 个	面粉	75
			红烧排骨	3 块	排骨	100
					糖	2
					食用油	5
					食盐	2
			蚝油大头菜	1 份	大头菜	150
					食用油	5
					蚝油	15

（2）膳食史法：用于评估个体每日总的食物摄入量与不同时期的膳食模式。通常覆盖过去1个月、6个月或一年的时间段。

询问法可进行大样本量的调查、花费低，但针对个体调查对象的结果不够精确，一般在无法采用称重法或记账法的情况下才使用。经验丰富的调查人员用此方法比较容易发现膳食营养中的明显缺陷，了解调查对象有无挑食、偏食和不良的饮食习惯等，以便进行膳食指导。

4. 食物频率法　适用于个体或特定人群，通常以问卷的形式对被调查者在指定的一段时间内摄入某些食物的频率进行调查。根据每天、每周、每月甚至每年所食各种食物的次数或食物种类来评价膳食营养状况。食物频率法的问卷内容包括食物名单和食物频率（在一定时期内所食某种食物的次数），可分为定性、半定量、定量的食物频率法，问卷分别见表5-5，表5-6，表5-7。

表5-5　定性食物频率法调查问卷

食品名	≥3次/日	1～2次/日	4～6次/周	2～3次/周	1次/周	1～3次/月	极少
蔬菜类							
水果类							
豆制品							

表5-6　半定量食物频率法调查问卷

食品名	单次摄取量>	每日（次）			每周（次）			每月（次）		6～11次/年	极少
		≥3	2	1	5～6	3～4	1～2	2～3	1		
糙米饭	1碗：200g										
白米饭	1碗：200g										
面条	1碗：240g										

表5-7　定量食物频率法调查问卷

食品名称	过去一周食用次数							单次食用量
	无	1次/周	2～3次/周	4～6次/周	1次/日	2次/日	≥3次/日	
切片面包								1片 2片 3片以上
蛋糕								1块 2块 3块以上
三明治								1个 2个 3个以上

食物频率法的优点是可以迅速得到平时食物摄入种类和数量，反映长期膳食模式，可作为研究慢性疾病与膳食模式关系的依据，也可作为在居民中进行膳食指导宣传教育的参考。缺点是当前的膳食模式也可能影响被调查者对过去膳食的回顾，从而易产生偏差，准确性较低。

5. 化学分析法　是将调查对象的一日全部熟食收集齐全，在实验室中进行食物成分分析，测定其中能量和各种营养素的含量的方法。该法结果准确但操作复杂，调查成本过高，很少单独使用。

（四）膳食调查结果的评价

膳食调查资料的整理、分析和评价主要包括以下几个方面。

1. 膳食调查结果的计算

（1）各类食物摄入量：根据调查表的填写数据，计算出每人每日各类食物的摄入量。如调查对象为非个体，则每人每日平均摄入量＝某种食物实际摄入量/总人日数。

（2）平均每人每日营养素摄入量：根据平均每人每日各种食物的摄入量，查《常用食物一般营养成分表》（附录2），即可求出平均每人每日各种营养素的摄入量。另外随着科技的发展，也可利用营养素计算软件进行计算。

（3）常用的营养素评价指标

1）营养素充足比例（NAR）：用于评价单一营养素的摄取情况。如特定营养素摄取量大于推荐摄取量时，NAR值按1计算。

$$NAR＝特定营养素的摄取量/该营养素的推荐摄入量$$

2）平均充足比（MAR）：用于综合评价营养素摄入的充足情况。

$$MAR＝各营养素NAR之和/营养素数量（n）$$

3）营养密度指数（INQ）：用于评价单次膳食的质量。除脂肪、胆固醇外，其他营养素的INQ值大于1则可说明该次膳食的质量良好。

（4）三大营养素所供能量的百分比：计算蛋白质、脂肪及糖类所提供能量占总能量的百分比。

（5）蛋白质、脂肪来源百分比：计算每日从动物性食物和植物性食物中所摄取的脂肪占全日脂肪总量的百分比；计算每日优质蛋白质占蛋白质摄入总量的比例。

（6）三餐能量分配：计算早、午、晚三餐的能量分配。

2. 膳食调查结果的评价

考点：膳食调查的评价指标

（1）食品构成评价：我国居民的膳食推荐以植物性食物为主、动物性食物为辅，尽可能做到品种丰富、搭配合理、比例适当，以满足各类人群的需要。根据平衡膳食宝塔（2016），每人每天应食用谷薯类及杂豆250～400g、蔬菜类300～500g、水果类200～350g、畜禽类40～75g、鱼虾类40～75g、蛋类40～50g、奶制品类300g、豆类及坚果25g以上、脂类25～30g、盐不超过6g、糖不超过50g。

（2）能量及各种营养素满足程度评价：我国膳食中营养素推荐摄入量是衡量膳食质量的主要依据。正常时能量及各种营养素的摄入量应为推荐摄入量的90%～110%，低于80%为供给不足，长期如此可导致营养不良；如果低于60%，则认为是严重不足或缺乏，容易引起缺乏症，但高于110%，表明能量及营养素摄入过多，损害健康的危险性增加。

（3）能量及营养素来源的评价：能量来源的适当比例为蛋白质占10%～12%（儿童12%～15%）、脂肪占20%～30%（儿童25%～30%）、糖类为55%～65%。三餐的能量分配以早餐占25%～30%、午餐占40%、晚餐占30%～35%为宜。

评价时还应注意营养素来源的质量，如要求优质蛋白质的含量占总蛋白质1/3以上，同时要注意发挥蛋白质的互补作用；动植物性脂肪比例3:2；维生素A至少应有1/3来自动物性食物；动物性铁来源达到1/4以上可认为铁供给质量较好，低于1/10则认为较差。

膳食调查在获得准确数据和资料的同时，还应找出食物在选购搭配、储存、加工烹调等过程中的问题，发现不良的膳食习惯等，并针对存在的问题提出改进措施。

二、体格检查与评价

体格的大小和生长速度是反映营养状况的灵敏指标，体格检查是评价群体或个体营养状况的重要依据之一，特别是学龄前儿童的体格测量结果，常被用来评价某个地区人群的营养状况。体格检查的主要指标包括身高、体重，以及上臂围、腰围、胸围等围度测量。

（一）身高及体重的测量与评价

身高和体重是人体测量中的基础数据，体重综合反映骨骼、肌肉、皮下脂肪及内脏重量，在一定程度上可反映较长时期的营养状况。

1. 标准体重　可以衡量实际测量的体重是否在适宜范围，实际体重在标准体重±10%内为正常范围，±（10%～20%）为超重或瘦弱，±20%以上为肥胖或极瘦。常用的计算公式如下：

$$标准体重（kg）＝身高（cm）-105$$

2. 体重指数（body mass index，BMI）　是评价成人营养状况的主要指标，可用来判断机体营养状况及肥胖度，见表 5-8。

$$BMI＝体重（kg）/［身高（m）］^2$$

表 5-8　BMI 的划分标准

分类	中国	亚洲	WHO
消瘦	<18.5	<18.5	<18.5
正常	18.5～23.9	18.5～22.9	18.5～24.9
超重	24～27.9	23～24.9	25～29.9
肥胖	≥28	≥25	≥30

（二）皮褶厚度的测量与评价

皮褶厚度主要反映皮下脂肪的厚度，是衡量个体营养状况和肥胖程度的较好指标，见表 5-9。皮褶厚度常用的三个测量点：肩胛下部，即左肩胛下方 2cm 处；肱三头肌部，即左上臂背侧中点以上约 2cm 处；脐旁，即肚脐两侧 1cm 处。

表 5-9　成人皮褶厚度参考值

性别	消瘦	正常	肥胖
男	<10mm	10～40mm	>40mm
女	<20mm	20～50mm	>50mm

测量时，在被测部位用左手拇指和示指将皮肤连同皮下脂肪轻轻捏起，再用皮脂计测拇指下方 1cm 左右的皮褶厚度（皮脂计压力要求 $10g/cm^2$）。应注意皮脂计与被测部位保持垂直，每个部位测量三次取平均值。测量值为双层皮下脂肪厚度，计算结果时应将测量值除以 2。

（三）腰围的测量与评价

腰围主要反映腹部脂肪的堆积情况。我国成年人肥胖（中心性肥胖）的判定标准是：男子腰围≥85cm，女子腰围≥80cm。

腰围测量一般使用尼龙带尺。受测者自然站立，两肩放松，双臂交叉抱于胸前，测量者面对受测者，带尺经脐上 0.5～1cm 处（肥胖者可选择腹部最粗处）水平绕 1 周进行测量。

（四）上臂围的测量与评价

测量上臂围时，受测者自然站立，双手下垂，上臂外侧肩峰至鹰嘴连线中点绕臂一周进行测量。我国 1～5 岁儿童上臂围>13.5cm 为营养良好，12.5～13.5cm 为营养中等，<12.5cm 为营养不良。

三、营养状况生化检查

当机体营养缺乏或过剩时，需经过一定时间才能出现明显的临床症状。若能早期发现这种症状，可及时采取防治措施。营养状况生化检查就是测定被检者体液或排泄物中所含的营养素、营养素代谢产物或相关的化学成分，结合膳食调查、临床检查资料结合进行综合分析，对营养素缺乏症或过多症的诊断、观察病情、制订防治措施等均有重要意义。

（一）常见营养缺乏病的临床体征

通过临床体检可以发现被检查对象的营养不足、营养缺乏或营养失调的临床症状及体征，见表 5-10。

表 5-10　常见营养缺乏病的临床体征

营养缺乏	临床体征
蛋白质-能量营养不良	幼儿：消瘦，生长发育迟缓或停止，皮下脂肪减少，皮肤干燥，无弹性，色素沉着，水肿，肝脾大，头发稀少
	儿童和成人：体重下降、皮下脂肪减少或消失、水肿等
维生素 A 缺乏	结膜、角膜干燥，干眼症，夜盲症，暗适应能力降低，角膜穿孔，Bitot 斑，皮肤干燥，毛囊角化等
维生素 B$_1$ 缺乏	皮肤感觉异常或迟钝，有蚁爬感、针刺感、袜套感，体弱，疲倦，失眠，胃肠道症状，心动过速，甚至出现心力衰竭和水肿等
维生素 B$_2$ 缺乏	口角炎，唇炎，舌炎，口腔黏膜溃疡，脂溢性皮炎，阴囊皮炎及会阴皮炎等
烟酸缺乏	皮炎、腹泻、抑郁或痴呆等"三 D"症状，舌裂，舌炎，失眠头痛，胃肠症状，精神不集中，肌肉震颤，有些患者甚至出现精神失常等
维生素 C 缺乏	牙龈炎，牙龈出血，全身点状出血、片状出血，皮下及黏膜出血。重者皮下、肌肉和关节出血，出现血肿等症状
维生素 D 缺乏	幼儿佝偻病：易激惹，夜惊，多汗，枕秃，骨骺肿大，串珠肋，漏斗胸，前囟未闭，颅骨软化，肌张力过低等
	儿童：前额凸出，O 形腿或 X 形腿，胸骨变形（赫氏沟，鸡胸）
	成人：骨质软化，骨痛，肌无力，骨压痛，骨质疏松等
碘缺乏	地方性甲状腺肿：甲状腺增生肥大，巨大肿块压迫气管可有呼吸困难
	克汀病：智力低下，精神发育不全，呆小病
锌缺乏	生长迟缓，食欲不振，皮肤伤口不易愈合，性成熟延迟，第二性征发育障碍，性功能减退，精子产生过少，弱精症，死精症
硒缺乏	克山病：心脏扩大，急性心源性休克及严重心律紊乱，可引起死亡

（二）营养状况生化检查指标

营养素缺乏症在出现症状前，往往先有生理和生化改变，正确选择相应的生化检验方法，可以尽早发现人体营养储备低下的状况。我国常用的人体营养水平鉴定生化检验参考指标及临界值见表 5-11。

表 5-11　常用的检查指标及参考值

营养素	检验指标	正常参考值
蛋白质	血清总蛋白	60～80g/L
	血清白蛋白	35～55g/L
	血清球蛋白	20～30g/L
	白/球（A/G）	1.5 : 1～2.5 : 1

续表

营养素	检验指标	正常参考值
血脂	血清三酰甘油	0.56～1.7mmol/L
	血清总胆固醇	2.8～5.7mmol/L
钙	血清钙	90～110mg/L
铁	血红蛋白	男>130g/L
		女>120g/L
	血清铁蛋白	男 15～200μg/L
		女 15～200μg/L
	血清运铁蛋白饱和度	成人>16%
		儿童>7%～10%
维生素 A	血清视黄醇	成人 200～500μg/L
		儿童>300μg/L
维生素 B_1	4 小时负荷尿中排除量	>200μg/L（5mg 负荷）
维生素 B_2	4 小时负荷尿中排除量	>800μg/L（5mg 负荷）
维生素 C	4 小时负荷尿中排除量	>10mg（500mg 负荷）

第6节 营养教育

案例 5-6

青少年时期是人一生中生长发育的"黄金时期"，身体健康状况直接影响学生的学习和生活，青少年合理营养不容忽视。

问题： 1. 青少年人群中有哪些常见的不良饮食习惯？
2. 如何对青少年开展营养教育？

有效的营养教育可以提高社区居民对营养与健康的认识，改善社区人群的营养健康状况和生活质量。

一、营养教育的概念及目的

营养教育（nutrition education）是一种经常性营养干预工作，即通过信息交流，帮助群众获得食物和营养知识、了解相关政策、养成合理饮食习惯及健康生活方式的活动。

营养教育的目的在于提高各类人群对营养与健康的认识，消除或减少不利于健康的膳食营养因素，改善营养状况，预防营养性疾病的发生，提高人们的健康水平和生活质量。

二、营养教育的方法与步骤

开展营养教育的工作程序：设计营养教育计划、选择教育途径和资料、准备教育资料和预试验、实施营养教育计划、评价营养教育效果。

考点：营养教育的工作程序步骤

（一）设计营养教育计划

营养教育计划应通过调查、专题小组讨论等方式，了解教育对象的需要和接受能力，有针对性地设计营养教育计划。设计时应注重以下五个方面。

1. 确定教育对象　对教育的目标人群开展调查和评估，分析其主要健康问题及其对生活质量的影响，为制订计划提供可靠依据。例如，针对不吃早餐的问题在刚工作的年轻上班族中比较突出，确定教育对象是年轻上班族；他们经常因熬夜工作起床迟、上班早或赶公交车而不吃早餐。

2. 确定教育目的　营养教育的目的是通过宣传营养知识，使教育对象纠正不良的饮食行为，形成科学合理的饮食习惯。例如，通过宣传营养知识，使年轻上班族了解不吃早餐的危害，纠正不吃早餐的不良饮食行为；目标是使年轻上班族的早餐就餐率提高。

3. 确定宣传内容　确定拟让教育对象了解的营养需要量、营养与健康、合理的膳食结构和饮食行为方面的基本知识，并且应掌握教育对象关于这些知识的了解程度等。

4. 确定评价指标　设置项目效应评价指标，如早餐就餐率达到 90%～95%；设置结局评价指标，如工作效率、身体健康水平的变化等。

5. 实施计划安排　包括实施计划的日程、人员安排和经费预算等。

（二）选择教育途径和资料

根据设计计划，选择适宜的交流途径、制作有效的教育资料。重点考虑以下几个方面。

1. 是否有现成的、可选用的营养教育资料　若能收集到相关的营养宣传材料可直接选用；若收集不到，可以自行设计制作，如小册子、挂图、传单等。

2. 确定对教育对象进行营养教育的最佳途径　宣传教育的途径包括个体传播、大众传播等。

3. 确定营养教育宣传的适合媒介　宣传媒介包括小册子、幻灯片、录像、讲课等。

（三）准备教育资料并进行演练

根据要求编写相关的营养教育资料，要求内容科学、通俗易懂、图文并茂。为了宣传材料内容准确、合适，在大多数设计工作完成后，还需要将准备好的宣传材料进行演练，以便得到教育对象的反馈意见，进行修改完善。

（四）实施营养教育计划

实施营养教育计划，包括制作宣传资料、确定活动时间及执行人员工作任务，并通过已确定的传播途径把计划中要宣传的营养内容传播给教育对象。在教育传播的过程中，要观察教育对象对宣传资料的反应并查找原因，以便及时进行纠正。

（五）评价营养教育效果

1. 形成性评价　评价项目目标的合理性、指标恰当与否，执行人员完成该项目的能力，资料收集的可行性等。

2. 过程评价　每一阶段活动是否按计划进行，包括工作内容、要求、经费使用进度等。

3. 效果评价　是评价的最主要内容，可通过近期、中期和远期的效果评价说明营养教育的效果。

（1）近期效果评价：即目标人群的知识、态度、信息、服务的变化，如年轻上班族是否认识到吃早餐的重要性，以及不吃早餐的危害等。

（2）中期效果评价：主要指行为和危险目标因素的变化，如年轻上班族是否按时吃早餐等。

（3）远期效果评价：指人们营养健康状况和生活质量的变化，反映营养状况的指标有身高、体重变化，影响生活质量变化的指标有劳动生产力、智力、寿命、精神面貌的改善，以及卫生保健、医疗费用的降低等，如年轻上班族工作效率、身体健康水平的变化。

4. 形成营养教育评估报告　以教育对象的营养知识、态度、行为的变化为重点，写出营养教育的评估报告。将取得的经验总结、归纳和推广。

小 结

本章介绍了孕妇、乳母、婴幼儿、儿童青少年、中老年人的营养需要和膳食要求，不同的生理阶段有着不同的营养需求，给予合理的膳食，才能满足人的生理需求，保证人体健康。营养调查可以作为膳食结构是否合理和营养状况是否良好的重要手段。营养教育作为健康教育的重要组成部分，可以帮助个体和群体获取食物与营养知识、形成科学合理的饮食习惯。

自 测 题

一、选择题

A_1 / A_2 型题

1. 妊娠早期补充下列哪种物质可以有效地降低胎儿神经管畸形的发生（   ）

A. 维生素 A　　　　B. 叶酸

C. 钙　　　　D. 铁

E. 锌

2. 婴儿最理想的天然食品是（   ）

A. 牛奶　　　　B. 婴儿配方奶粉

C. 羊奶　　　　D. 母乳

E. 豆浆

3. 以下不属于添加辅助食品原则的是（   ）

A. 每次只添加一种新食物

B. 由少到多

C. 由粗到细

D. 由稀到稠

E. 可同时添加几种水果

4. 老年人维生素 E 摄入量充足可以（   ）

A. 增进食欲　　　　B. 防止便秘

C. 降低胆固醇　　　　D. 降低血压

E. 增强机体的抗氧化能力，延缓衰老

5. 某人一日三餐的能量分配为早餐 30%、午餐 20%、晚餐 50%，评价为（   ）

A. 三餐分配合理

B. 早餐摄入不足、午餐过少、晚餐过多

C. 早餐摄入合理、午餐过少、晚餐过多

D. 早餐摄入较少、午餐过少、晚餐过多

E. 早餐摄入合理、午餐合理、晚餐过多

6. 某患者体重指数（BMI）为 26，其营养状况为（   ）

A. 偏瘦　　　　B. 正常

C. 超重　　　　D. 肥胖

E. 过度肥胖

7. 某中学生最近一周常出现牙龈出血，其可能缺乏的维生素是（   ）

A. 维生素 A　　　　B. 维生素 C

C. 维生素 B_1　　　　D. 维生素 B_2

E. 烟酸

8. 门诊患者膳食调查常用的方法是（   ）

A. 记账法　　　　B. 询问法

C. 称重法　　　　D. 查账法

E. 化学分析法

9. 儿童生长迟缓、食欲减退最可能缺乏的营养素是（   ）

A. 钙　　　　B. 维生素 C

C. 锌　　　　D. 蛋白质

E. 维生素 D

10. 下列不可通过乳腺进入乳汁的营养素是（   ）

A. 钙和铁

B. 维生素 A 和钙

C. 不饱和脂肪酸和钙

D. 维生素 D 和铁

E. 维生素 A 和必需氨基酸

11. 关于 24 小时回顾法的说法，不正确的是（   ）

A. 24 小时回顾法所用的时间较短

B. 适用于评价全人群的膳食摄入量，也适合描述不同组个体的膳食摄入量

C. 24 小时一般指从最后一餐吃东西开始向前推 24 小时

D. 3天24小时回顾法不一定需要3天连续进行

E. 不适合7岁以下的儿童

A₃/A₄型题

（12、13题共同题干）

某轻体力劳动者一天摄入的蛋白质为45g，脂肪为58g，糖类为220g。

12. 他膳食中脂肪供给能量的比例为（　　）

A. 35%　　　　B. 38%

C. 40%　　　　D. 33%

E. 25%

13. 他摄入脂肪量的情况为（　　　）

A. 明显不足　　　B. 基本达标

C. 轻度超标　　　D. 明显超标

E. 无法判断

二、名词解释

1. 营养调查

2. 膳食调查

三、简答题

1. 乳母应如何做到合理膳食，中国营养学会对乳母有哪些关键推荐？

2. 学龄儿童少年的生理特点有哪些？应如何做到合理膳食？

3. 营养教育包含哪几个步骤？

（陈　方　陈　昀）

第6章　医 院 膳 食

·引 言·

　　医院膳食是研究人体处于疾病状态下的营养需求与提供，在正常生理需要基础上，根据疾病的诊断、病情及其他情况，合理制定和调整临床营养治疗方案，并通过各种途径对患者进行营养治疗，以改善代谢、增强机体对疾病的抵抗力，达到促进疾病好转或痊愈目的的膳食。根据患者的病情及其诊断、治疗需要，医院膳食可分为基本膳食、治疗膳食和诊断试验膳食三类。

第1节　基 本 膳 食

案例 6-1

　　患者，男性，69 岁，主诉胸骨后烧灼感，食物下咽梗噎，伴针刺样疼痛，近期明显加重。经临床检查，诊断为食管癌，随后进行手术治疗，手术很成功。术后 96 小时（排气后），患者自我感觉良好，主动向家人提出想吃饺子，因家人不从，患者很不高兴。家人只好向护士求助。

问题： 1. 该患者术后进食应注意哪些问题？

　　　　2. 应如何合理选择膳食？

　　基本膳食又称为常规膳食，是根据不同疾病的生理和病理需要，改变食物烹调方式或食物质地而配制的膳食，是住院患者最常用的一类膳食。基本膳食可以分为普通膳食、软食、半流质膳食和流质膳食四种。

考点： 基本膳食的种类

一、普 通 膳 食

（一）特点

　　普通膳食简称普食，是医院膳食的基础，在住院患者中采用的比例最大，绝大部分治疗膳食都是在普食的基础上衍化而来的。普食与正常人平时所用膳食基本相同，其中所含能量和各种营养素均应充足，达到平衡膳食的要求。

（二）适用对象

　　消化功能正常，无咀嚼吞咽功能障碍，体温正常，膳食无特殊要求，无须任何膳食限制的患者。

（三）膳食原则及要求

　　1. 平衡膳食　总能量 2000～2500kcal/d，蛋白质 70～90g/d，营养素种类齐全，数量充足，比例恰当，充分满足机体的营养需求。

　　2. 食物多样　每日供给的食物中应包括谷类、蔬菜水果、豆制品、奶类，以及肉、蛋、鱼等动物性食物。

　　3. 三餐分配合理　通常为早餐 25%～30%，午餐 40%，晚餐 30%～35%。

　　4. 合理烹调　保持良好的色、香、味以增进食欲，同时尽量减少营养素损失。

　　5. 清淡饮食　不宜油腻，少用刺激性、油炸及熏烤食物。

（四）食物选择

　　1. 适宜食物　粮谷类、豆类、蔬菜水果、根茎类、鱼虾类、禽肉类、奶类等。

2. 不宜食物 辣椒、大蒜、韭菜等刺激性食物及调味品；坚硬及易产生胀气的食物，如油炸食品等。

二、软　食

（一）特点

软食又称软饭，是一种质软、易咀嚼，比普食易消化的膳食，常作为普食到半流质膳食的过渡饮食。

（二）适用对象

软食主要适用于轻度发热、咀嚼或吞咽不便、消化不良、消化道手术恢复期患者、幼儿和老人、急性肠炎恢复期患者等。

（三）膳食原则及要求

1. 平衡膳食 营养素的含量不低于普食，总能量1800～2200kcal/d，蛋白质70～80g/d。

2. 注意加工方式 食物加工烹调要细、软、烂，多用蒸、炖等烹调方法，肉类加工时可将肉切成小块焖烂或做成肉丸、肉末等食用，不用生冷和粗纤维含量多的食物及硬果类，忌用强烈刺激性的调味品，清淡少盐、不油腻。

3. 注意补充维生素 软食中因蔬菜及肉类均需切碎煮烂，会导致水溶性维生素的缺乏，故长期食用应注意补充新鲜的果汁、菜汁等富含维生素C的食物。

（四）食物选择

1. 适宜食物 主食以软米饭、米粥、面条、面片、馄饨及各种面食为主；肉类选择肌纤维较细短的兔肉、鱼虾、鸡肉等品种；蔬菜选择粗纤维较少的蔬菜，如南瓜、冬瓜、茄子、嫩菜叶、嫩豌豆角、胡萝卜及马铃薯等，通常要切细煮软；此外还可选择去皮水果、果汁、蛋类、豆腐、奶类等。

2. 禁用食物 生冷及含粗纤维高的蔬菜，如竹笋、芹菜、韭菜；硬果类；刺激性调味品；油炸食物等。

三、半流质膳食

（一）特点

半流质膳食介于软食与流质膳食之间，是比较细软、易于消化、呈半流体状态的食物。一般是用机器将固体食物搅碎，然后调制成不需或稍加咀嚼即可吞咽的饮食，因含水量高，通常采用限量、多餐次方式供给。

（二）适用对象

半流质膳食适用于体温较高；不能咀嚼或吞咽困难；患有较严重的消化道疾病，如腹泻、消化不良，身体虚弱缺乏食欲，术后患者；刚分娩的产妇等。

（三）膳食原则和要求

（1）总能量1500～1800kcal/d，主食不超300g/d，食物应稀、软、碎，呈半流体状态，易于咀嚼吞咽和吸收。

（2）注意食物品种多样化，尽量保持营养平衡，注意补充维生素和无机盐。

（3）少量多餐，每日5～6餐，每餐间隔2～3小时。

（四）食物选择

1. 适宜食物 主食以米粥、挂面、细面条、面片、面包、馒头、藕粉、麦片粥、蛋糕等为主；肉类选择嫩瘦猪肉、鸡肉、鱼肉等制成肉泥；蛋类制成蒸蛋羹、蛋花等；乳类；豆腐、豆浆、豆腐脑；水果及蔬菜加工成果汁、菜汁、碎菜叶、菜泥等。

2. 不宜食物　油炸食物、大块的肉、熏鱼均不可食用；伤寒痢疾患者禁用含粗纤维多的蔬菜、水果、粗粮等；腹部手术后患者早期禁用胀气食物，如牛奶、豆浆和过甜的食物；刚分娩的产妇不可用硬而不易消化的食物和刺激性的调味品等。

四、流质膳食

（一）特点

流质膳食也称流食，为液体状态或在口中易于溶化为液体的食物。流质膳食比半流质膳食更易吞咽和消化，但含水量更高，其所供能量和营养素均不足，全天能量供给 790～1400kcal，故一般只限短期应用（1～2 天），若长期使用，可以选用匀浆膳等特殊流食。

知识链接　　　　　　　　　　　　　　流质膳食分类

1. 普通流质　又称一般流质，如米汤、米面糊、豆浆、豆腐脑、蛋汤、牛奶、果汁、菜汁、肉汤、藕粉等，常用于肺炎、高热、甲状腺切除及一般术后患者。

2. 清流质　不含渣、不产气，比其他流质膳食更清淡的液体食物，适用于食管大手术前后及消化道、腹部手术后试餐或急性腹泻病情缓解后、严重衰弱患者等。可用食物有米汤、稀藕粉、杏仁露、过滤的肉汤、果汁等。

3. 浓流质　无渣较稠，常用吸管吮吸，常用于口腔手术后患者，消化和吸收功能良好、需要管饲营养患者。可用食物有米面糊，较稠的藕粉、芝麻糊、牛奶等。

4. 冷流质　温度低的液体膳食，常用于喉部手术后最初 1～2 天，如扁桃体切除、上消化道出血患者等。可用食物有冷牛奶、冷豆浆、冷蛋羹、冰激凌、冷米汤、冷藕粉等。

5. 不胀气流质　忌用蔗糖及牛奶、豆浆等产气食品，其余要求同流质饮食，主要适用于腹部手术后患者和痢疾患者等。

考点： 四种基本膳食的适用对象

（二）适用对象

流质膳食适用于高热，极度衰弱、无力咀嚼的急性重症患者；口腔手术、面颈部大手术后极度咀嚼吞咽困难患者；消化道急性炎症及食管狭窄和食管癌患者等。

（三）膳食原则和要求

（1）所有食物皆需制成液体或入口即能溶化，不含渣滓，容易咀嚼、吞咽、消化和吸收。

（2）少食多餐，每日 6～7 次，每餐 200～250ml 为宜，如有特殊情况，按医嘱执行。病情允许时可以给予少量易消化的脂肪，如奶油、黄油、花生油、芝麻油等，以增加热能供应。

（四）食物选择

1. 适宜食物　稠米汤、藕粉、粥羹、新鲜菜汁、菜汤、果汁、清炖鸡汤、肉汤、肝泥汤、蛋花、蒸蛋羹、牛奶、酸奶、豆浆、过滤绿豆汤等。具体品种应根据患者病情合理选择。

2. 不宜食物　忌用刺激性食物及味道强烈的调味品，特殊情况下，应注意食物的选择，如腹部手术后患者或痢疾患者，不宜给牛奶、豆浆及过甜的液体，以免胀气；喉部手术的患者，如扁桃体摘除术后应禁用过酸、过咸、过热流食，以免刺激伤口引起疼痛、出血；凡需用鼻管喂入的流质，应忌用蛋花汤、浓米汤，以免堵塞管道造成不良后果。

第2节 治疗膳食

案例 6-2

　　患者，28岁，妊娠28周，妊娠后一直在家休养，生活条件优越，伙食较为精细。自述近来大便困难，每次排便都需很长时间，担心影响胎儿发育，特来院检查、咨询。

问题： 该患者排便困难的原因可能有哪些？应如何改善？

考点：治疗膳食的定义

　　治疗膳食（therapeutic diet）是指根据疾病的需要，在基本饮食的基础上增加或减少某些营养素，以达到治疗目的的膳食，又称成分调整膳食。

一、高能量膳食

考点：各种治疗膳食的种类及适用对象

（一）特点

　　高能量膳食提供的能量远高于正常能量供给标准，即成年轻体力活动男性能量摄入应大于2400kcal/d，女性能量摄入大于2100kcal/d，一般患者每日增加300kcal为宜。能量供给可根据病情调整，如成年烧伤患者能量供应约4000kcal/d。

（二）适用对象

　　高能量膳食的适用对象有：适用于需要较高能量的患者，如体重不足、营养不良者；结核、肿瘤、甲状腺功能亢进等消耗性疾病患者；严重烧伤、创伤、高热患者等。

（三）膳食原则及要求

　　1. 增加能量摄入　在平衡膳食的基础上，且在患者能耐受的情况下，鼓励患者适当增加主食进食量。

　　2. 增加进餐次数　每日三餐之外，可再给予2～3次的加餐，主要补充牛奶、点心、面包、藕粉、馒头等能量高的食物。

　　3. 循序渐进　进食量的增加要考虑患者的耐受性，不可一次大量给予，以免造成胃肠功能紊乱。

　　4. 平衡膳食　既要增加能量摄入，又要控制膳食中胆固醇的摄入量，脂肪提供能量应控制在全天所需总能量的30%左右，以防止高脂血症。饮食中无机盐、维生素的供应量亦应酌情增加。

二、低能量膳食

（一）特点

　　低能量摄入，成人每日能量供给量比平时减少500～1000kcal，具体减少量视患者情况而定，但总能量摄入不宜低于800～1000kcal/d。

（二）适用对象

　　低能量膳食的适用对象：适用于需要减轻体重的患者，如单纯性肥胖症；为控制病情必须降低机体代谢负担，如糖尿病、高脂血症、高血压、冠心病等患者。

（三）膳食原则与要求

　　1. 限制总能量　减少脂肪摄入量，尤其是动物性脂肪和胆固醇。

　　2. 控制糖类摄入量　糖类供能量约占全天所需总能量的50%，减少精制食糖摄入，增加膳食纤维，以满足患者饱腹感，减轻饥饿痛苦。

3. 充足的蛋白质供应　适当选用脂肪含量低的高蛋白食物，蛋白质供给量不少于 1g/（kg·d）。

4. 充足的无机盐和维生素供给。

三、低脂肪膳食

（一）特点

减少膳食中脂肪的摄入总量和饱和脂肪酸的摄入量，以改善脂肪代谢和吸收不良而引起的各种疾病，亦称低脂膳食或少油膳食。

（二）适用对象

低脂肪膳食的适用对象为：急慢性肝炎、肝硬化、脂肪肝、胆囊疾病、胰腺炎、高血压、冠心病、高脂血症、肥胖及腹泻、胃切除、短肠综合征等患者。

（三）膳食原则和要求

（1）根据病情限制膳食中脂肪的含量，分为以下三级。

1）轻度限制：膳食脂肪供能低于 25%，脂肪总量不超过 50g/d。

2）中度限制：膳食脂肪供能低于 20%，脂肪总量不超过 40g/d。

3）严格限制：膳食脂肪供能低于 10%，脂肪总量不超过 20g/d，必要时可采用不含脂肪的纯糖类膳食。

（2）其他营养素应均衡供给，适当增加豆类及其制品、蔬菜、水果的摄入量。

（3）注意烹调方式，除选择低脂食物外，采用蒸、炖、煮、烩、卤、拌等不用油或用油较少的方法，以减少烹调用油，禁用油炸、油煎方式，用植物油代替动物油。

四、低胆固醇膳食

（一）特点

限制膳食中胆固醇的供给量，不超过 300mg/d。

（二）适用对象

低胆固醇膳食的适用对象为：心脑血管疾病，如高血压、冠心病、高脂血症、动脉粥样硬化及胆囊炎、胆石症等患者。

（三）膳食原则和要求

（1）控制总能量摄入：维持理想体重，避免肥胖，但总能量不能低于 1000kcal/d。

（2）限制脂肪摄入量：特别是饱和脂肪酸，每日脂肪供热比为 20%～25%。

（3）限制胆固醇的供给量：胆固醇摄入量不超过 300mg/d，忌用或少用胆固醇含量高的食物，如动物脑组织、蛋黄、鱼子、蟹黄、肥肉、动物内脏等。因胆固醇全部来自于动物性食品，为避免因限制胆固醇而导致的优质蛋白缺乏，可选用大豆及其制品替代。

（4）多食用新鲜蔬菜水果，保证无机盐、维生素的足量摄入，同时适当选用膳食纤维含量高的粗杂粮，以利于血胆固醇的降低。

五、高蛋白膳食

（一）特点

在保证能量供给充足的基础上，提高每日膳食中蛋白质的含量，蛋白质供给量按体重计为每日 1.5～2.0g/kg，每日膳食中蛋白质总量不少于 90～100g，不超过 120g。

（二）适用对象

高蛋白膳食适用对象：营养不良、贫血和低蛋白血症；代谢亢进和慢性消耗性疾病患者，如甲状腺功能亢进、结核病、肝硬化腹水、肿瘤等；重度感染性疾病，如严重烧伤、创伤及大手术前后患者等；此外，孕妇、乳母和生长发育期儿童也需要高蛋白膳食。

（三）膳食原则和要求

1. 高蛋白　在保证能量供给基础上，增加蛋白质的摄入，其中肉、蛋、奶、鱼、大豆及其制品等提供的优质蛋白应占蛋白总量的50%以上。

2. 充足的糖类　糖类提供的能量占全天所需总能量的比例不低于50%，以保证蛋白质的充分利用。

3. 饮食规律　一般一日三餐，老年人、幼儿及食欲差、胃肠功能差的患者增加蛋白质宜少量多次，适当加餐，加餐以牛奶、鸡蛋、豆浆等高蛋白食物为主。

六、低蛋白膳食

（一）特点

膳食中蛋白质含量低于正常膳食，以减少体内含氮代谢物生成，减轻肝、肾负担。蛋白质供给量按体重计为0.5g/（kg·d），可根据病情随时调整，一般蛋白质供给总量在40g/d以下。

（二）适用对象

低蛋白膳食的适用对象：肾脏疾病，如急性肾炎、肾功能不全、肾病综合征、肾衰竭、尿毒症等患者；肝脏疾病，如肝衰竭及肝性脑病等患者。

（三）膳食原则和要求

1. 低蛋白摄入　在控制蛋白质摄入量前提下，尽量选用含优质蛋白质的食物，如瘦肉、蛋、奶类等，以保证机体必需氨基酸的供应。

2. 充足的能量供应　机体能量应主要由糖类来提供，可用小麦粉及蛋白质含量低的薯类如马铃薯、红薯、芋头等作为主食。

3. 合理烹调　采取低蛋白膳食患者普遍食欲较差，要注意饮食的色、香、味和食物的多样化，以增进食欲。

七、高膳食纤维膳食

（一）特点

增加食物中膳食纤维的量，亦称多渣膳食，膳食中膳食纤维含量应达到35g/d以上。

（二）适用对象

高膳食纤维膳食的适用对象：习惯性便秘和无并发症的肠道憩室患者、肥胖症、冠心病、高脂血症、糖尿病等患者。

（三）膳食原则和要求

1. 高膳食纤维　选用膳食纤维含量丰富的食物，如各种粗杂粮、新鲜的水果及韭菜、芹菜、卷心菜、竹笋等蔬菜。

2. 多饮水　每天6～8杯，多进食产气食物如蜂蜜、果酱、豆类等促进肠道蠕动，以利于粪便排泄。

3. 注意营养均衡　长期大量进食膳食纤维可能引起腹胀、腹泻，影响钙、镁、铁、锌、维生素等营养素的吸收和利用，因此要注意适量补充。

4. 加工不宜太细　少用或不用加工过于精细的食品，如精粉、精米等，水果不宜去皮。

八、低膳食纤维膳食

（一）特点

膳食含极少量膳食纤维，易于消化，又称少渣膳食。目的在于减轻膳食纤维对消化道的刺激，减慢肠蠕动，减少大便的次数及数量。

（二）适用对象

低膳食纤维膳食的适用对象：急慢性肠炎、腹泻、伤寒、痢疾及食管炎、食管狭窄、食管静脉曲张、消化道出血、肠道肿瘤，以及胃肠道手术后等患者。

（三）膳食原则和要求

1. 饮食宜精细　尽量选用细软、少渣、易消化的食品，如嫩瘦肉、蔬菜嫩叶、去皮瓜果等。
2. 主食　宜用白面、大米等细粮品种。
3. 限制脂肪　减少脂肪的摄入量，选用低脂膳食。
4. 注意烹调方式　所有食物皆需切细、捣碎、煮烂，使之易于消化吸收，如蔬菜去粗纤维后打成泥状，水果去皮做成水果泥或榨成果汁。
5. 少食多餐　注意营养素平衡，低膳食纤维膳食因加工方式的原因，易导致维生素和无机盐缺乏，如长时间使用，需给予适量的鲜果汁、蔬菜汁等加以补充。

九、限钠盐膳食

（一）特点

限制膳食中钠的摄入量。食物中的钠主要来自食盐、味精、酱油等，每克食盐含钠393mg，故限钠实际是以限食盐为主，所以又称低盐膳食，要求食盐用量不超过4g/d，酱油不超过20ml/d，味精少于1g/d。限钠膳食是纠正机体水、钠潴留以维持水、电解质平衡的一项重要的治疗措施。

（二）适用对象

限钠盐膳食的适用对象：高血压、心力衰竭、急性和慢性肾炎、肝硬化腹水、妊娠高血压及各种原因引起的水钠潴留等患者。

（三）膳食原则和要求

1. 限盐　禁用一切用盐腌制食品，如咸蛋、咸肉、咸鱼、酱菜、香肠、腐乳等。
2. 注意烹调方式　烹调时尽量少加食盐、酱油，不用味精。
3. 注意口味调整　盐是重要调味品，限钠膳食较乏味，为调剂口味，可采用糖醋等方法烹调，以提高患者食欲。

十、高钾膳食

（一）特点

血浆钾的浓度对肌肉尤其心肌、神经影响很大。当机体合成代谢增加时，钾的消耗即可增多，或者体内钾大量丢失时，都需高钾膳食。要求钾的摄入量不低于4000mg/d。

（二）适用对象

高钾膳食的适用对象：严重呕吐、腹泻患者，长期使用利尿剂导致低血钾的患者，肾功能不全的低钾患者，肾脏疾病的透析患者等。

（三）膳食原则和要求

1. 选用高钾食物　豆类、蔬菜水果（藕、香菇、柑橘、菠菜、莴笋）、肉类等。

2. 多进食汤类　钾易溶于水，多进食肉汤、菜汤、果汁等可以提高钾的摄入量。

十一、低 钾 膳 食

（一）特点

钾的摄入量不超过 2000mg/d。

（二）适用对象

低钾膳食的适用对象：晚期肾功能不全、代谢性酸中毒引发的高钾血症患者等。

（三）膳食原则和要求

（1）选用钾含量较低的食物，如籼米饭、小米粥、花卷、玉米淀粉制品、冬瓜、西蓝花、丝瓜、香菇、苹果、木瓜等。

（2）合理烹调，烹饪前先将食物浸泡，煮熟后弃汤，以减少钾含量。

第3节　诊断试验膳食

考点：诊断试验膳食的定义

　　诊断试验膳食是指在临床诊断过程中，短时间内暂时调整患者的膳食内容，以协助临床诊断的膳食。

案例 6-3

　　患者，女性，63 岁。近来其常感到咽干舌燥，口渴，夜尿多，有时饭后不久即有饥饿感，周身无力。

问题： 1. 该患者可能患有何种疾病？

　　　　 2. 需要做哪些检查？膳食选择有哪些注意事项？

一、大便隐血试验膳食

（一）原理

少量的消化道出血粪便中不易察觉，但通过大便隐血试验可早期发现。通过短期限制患者饮食中铁的摄入，排除外来血源的干扰，然后采用联苯胺法检测，如粪便带血，血中的血红蛋白可与联苯胺试剂反应生成蓝色化合物，根据蓝色深浅判断出血量。

（二）适用对象

大便隐血试验膳食的适用对象：各种原因引起的消化道出血患者。

（三）试验方法

试验期 3 天。前两天准备，采用隐血试验膳食，严格控制铁的摄入量。第 3 天，留取粪便做隐血试验。

考点：隐血试验膳食的试验方法、膳食原则和要求

（四）膳食原则和要求

1. 禁用食物　禁食各种含铁食物，如动物血、肝脏、肉类、蛋黄及绿叶蔬菜等，停服含铁类药物。

2. 可用食物　馒头、米饭等粮谷类制品；牛奶、蛋清、豆类及其制品；非绿色蔬菜如去皮土豆、白菜、茄子、西红柿、白萝卜、冬瓜、豆芽等。

二、葡萄糖耐量试验膳食

（一）原理

正常人口服定量葡萄糖后，血糖先上升，30～90min 后血糖下降到 8.9mmol/L 以下，120～

180min 逐渐回落至空腹水平，且尿中无糖。糖尿病患者空腹血糖高于常人，口服葡萄糖后更高，恢复缓慢，进食 2h 后仍不能恢复至进食前水平，同时出现尿糖。通过测定试验对象口服葡萄糖后一定时间内血糖和尿糖变化，辅助诊断糖尿病。

（二）适用对象

葡萄糖耐量试验膳食的适用对象：疑似糖尿病患者、糖耐量异常患者等。

（三）试验方法

实验前一天晚餐后禁食（8h 以上），禁喝咖啡、茶。试验当天卧床休息，早晨空腹抽血、留尿，然后将 75g 葡萄糖溶于 300～400ml 水中，3～5min 饮下，分别于饮后第 30、60、120、180min 抽取血样，同时留尿样，做血糖定量和尿糖定性测定，根据标准做出诊断。

（四）膳食原则和要求

试验前 3 天正常饮食，糖类摄入不低于 300g/d，停用肾上腺皮质激素、胰岛素等影响血糖的药物。

考点：葡萄糖耐量试验方法、膳食原则及要求

三、胆囊造影试验膳食

（一）原理

X 线下碘剂可显影，口服吸收后，经门静脉到达肝脏，之后随胆汁排出。因胆汁主要参与脂肪消化，通过控制膳食中脂肪摄入量，进而可以控制胆囊中胆汁含量，再通过 X 线片观察胆囊形态，借此辅助诊断胆囊、胆道疾病。

（二）适用对象

胆囊造影试验膳食的适用对象：胆囊炎、胆石症等胆囊及胆管疾病患者。

（三）试验方法

试验期两天。造影前一天午餐进食高脂肪餐，促进胆囊中胆汁排出；晚餐进食纯糖类无脂、无渣、清淡膳食，目的是促进胆汁储存。晚 8：00 口服碘造影剂，服后禁水、禁食。造影当日禁用早餐，先拍片观察胆囊显影的情况，如显影满意，即嘱患者进食高脂肪餐，分别于餐后 15～30min、60min 拍片，观察胆囊、胆管变化。

考点：胆囊造影试验膳食的试验方法、膳食原则及要求

（四）膳食原则和要求

1. 高脂肪餐　要求脂肪含量不少于 50g。适宜的食物是油煎鸡蛋、肥肉、奶油巧克力等，目前临床上应用较多的是油煎鸡蛋两个。

2. 纯糖类膳食　可选择米饭、馒头、面包、果酱、红薯、山药、藕粉等。忌用易导致胃肠胀气及纤维含量多的食物，以免影响试验效果。

四、尿浓缩功能试验膳食

（一）原理

肾脏有尿浓缩功能，浓缩与稀释尿液的能力主要与远曲小管和集合管的功能有关。正常情况下，健康人 24h 尿液比重为 1.015～1.025，比重高低与进水量有关，饮水多则尿比重低，饮水少，排尿亦少，尿比重升高（可达 1.026～1.035），当肾功能受到损害时，浓缩功能有所下降，尿液比重也会降低，严重者比重固定在 1.010～1.012。通过在一定时间内限制患者饮水量，测定其尿样比重，据此判定患者肾远曲小管和集合管有无功能障碍。

（二）适用对象

尿浓缩功能试验膳食的适用对象：适用于需要进行尿浓缩功能试验的患者，如肾功能异常、肾炎、高血压患者等。

（三）试验方法

试验期为一天。自试验当天早晨 7：00 开始至晚 19：00 止，也可根据患者生活习惯而定。12h 内要严格限制水分，全天饮食水分总量控制为 500～600ml，此外不再饮水，以利于尿液浓缩。通常按食物成分表中含水量来计算全天饮食水分。分别收集晚 20：00 至次日晨 8：00 12 小时及上午 10：00、12：00 尿液送检，测定尿比重。

（四）膳食原则和要求

1. 饮食内容　可选食炒米饭、馒头、烤馒头片、油条、面包、烙饼、炒鸡蛋、熏鱼、烤肉、炒肉丝、土豆、豆腐干等含水量少的食品，烹调时尽量不加水或少加水。

2. 适量蛋白质　蛋白质按正常量供给，可按 1.0g/（kg·d）计算，不宜过高或过低，否则会影响尿比重。

3. 避免过甜或过咸　摄入过量糖，可因血糖浓度大于肾糖阈导致尿糖，影响尿比重；食盐过多则可引起口渴，加重患者不适。

4. 限制入水量　禁食含水量多的食物，如饮料、汤类、粥、水果、白菜、冬瓜、黄瓜、豆腐等。

第4节　营养支持

案例 6-4

患者，男性，59 岁。因进食蚕蛹食物过敏，引发气管痉挛，虽经抢救，终因窒息时间较长而呈植物状态，卧床 3 月有余。

问题： 1. 此类患者应选择何种营养支持方式？

2. 该支持方式的适应证和禁忌证各有哪些？

考点：营养支持的分类及选择原则

营养支持是患者综合治疗的重要组成部分，患者营养状况直接关系医疗效果。临床上根据营养物质的供给途径分为肠内营养和肠外营养两种。其中肠内营养包括经口营养和管饲营养，肠外营养包括中心静脉营养和周围静脉营养。在选择供给途径时，基本原则是患者胃肠功能存在时首选肠内营养，若患者可正常进食应尽量采用经口营养，若患者不能进食或不愿经口摄食则可采用管饲营养；患者胃肠功能不存在时选择肠外营养。若需肠外营养时间超过一周，可采用中心静脉营养；不足一周，可选择周围静脉营养。

一、肠　内　营　养

肠内营养也称经肠营养，是指经口或鼻饲管提供营养物质，是最符合生理要求的营养支持途径。胃肠功能存在是采用此途径的首要条件。其优点是营养素经消化道消化、吸收和利用，符合生理需要，方便、费用低，且有助于维持胃肠道的正常功能。

（一）肠内营养的适应证和禁忌证

1. 适应证　施行营养支持治疗的总原则是只要胃肠功能允许，应尽量用肠内营养，即使仅小部分胃肠功能存在，也应首先考虑肠内营养。临床常见的适应证如下。

（1）经口摄食不足或禁忌者：①不能经口摄食患者，如因口腔、咽喉或食管手术、化学性灼伤、炎症或损害时。②营养素需要量增加而摄食不足患者，如大面积烧伤、创伤、甲状腺功能亢进、癌症及化疗、放疗时。此外，营养不良、厌食症、恶心或呕吐时亦可使用。③经口摄食禁忌，如中枢神经系统失常、知觉丧失、脑血管意外和咽反射丧失而不能吞咽者。

（2）原发性胃肠道疾病采用肠内营养治疗有利者：如短肠综合征、胃肠道瘘、炎性肠道疾病、急性胰腺炎、结肠手术术前准备、憩室炎、吸收不良综合征及顽固性腹泻患者等。

（3）心血管疾病：如经口摄入的能量不足 1000kcal/d 时，则应肠内补充营养；如低于500kcal/d，则应采用完全肠内营养，以满足其代谢需要。

（4）术前或术后营养：择期手术的营养不良患者，可于术前2周行肠内营养，以改善营养状况；腹部手术完毕后放置空肠造口喂养管，术后24小时，当小肠恢复蠕动及吸收功能后可及时喂养。

（5）肝衰竭：宜采用肝衰竭制剂进行肠内营养，以改善蛋白质营养状况及代谢，避免诱发肝性脑病。

（6）肾衰竭：宜采用专用肾衰竭制剂行肠内营养，减轻患者的氮质血症。

2. 禁忌证

（1）处于严重应激状态、麻痹性肠梗阻、胃潴留、上消化道活动性出血、顽固性呕吐、腹泻急性期患者。

（2）年龄小于3个月的婴儿，不能耐受高渗液体肠内营养的喂养。

（3）小肠广泛切除术后早期。

（二）肠内营养制剂

目前临床应用的肠内营养制剂根据成分可分为完全膳食、不完全膳食及特殊需要膳食三大类。

1. 完全膳食　是目前临床应用最广泛的制剂，根据氮源的不同又分为要素膳和非要素膳。

（1）要素膳：氮源为游离氨基酸或蛋白质水解物、寡肽，能量由不需或极易消化的糖类、脂肪供给，含丰富的无机盐和维生素，营养素全面，可被肠道完全吸收。此类膳食口感差，应尽量管饲进行。

（2）非要素膳：氮源为蛋白质，该类制剂营养全面，口感较好，适合口服及管饲，具有使用方便、耐受性强等优点，适用于胃肠道功能较好的患者。

考点： 肠内营养制剂的种类、适应证、禁忌证

知识链接　　　　　　　　　　　　**常见非要素膳**

1. 混合奶　用牛奶、豆浆、鸡蛋、白糖等混合而成的流质膳食。具有配制简单、价格低廉、刺激性小的特点，但营养素不够全面，适合基层医院应用。每天可供给蛋白质90～100g、脂肪100g、糖类300g，总能量为10.46MJ（2500kcal），液体的供给量为2600ml左右。

2. 匀浆膳　是用天然食品匀浆后配制的流体膳食。应用时可根据患者的病情，随时修改营养素组成，可采用鼻饲管或鼻腔肠管输注。匀浆制剂是近几年发展较快的肠内营养制剂，目前已有多种制剂用于临床营养治疗。①商品匀浆：无菌、即用的均质液体，其成分明确，可通过细孔径鼻饲管，使用较为方便，缺点在于营养成分不易调整，价格较高。②自制匀浆：选择多种食物，混合后由各医院临床营养科自行配制。食谱中包括米面主食、肉类、奶、蛋、豆、菜、糖、油、盐等多种食品。配方通常分为混合奶、混合粉、米汤、菜汁4个部分。此种膳食中固体成分易于沉降及浓度较高，不易通过细孔径鼻饲管。

3. 其他非要素膳　牛奶基础膳、无乳糖膳等。

---

2. 不完全膳食　以某种或某类营养素为主的肠内营养制剂，各类营养素以独立组件形式出现，又称组件制剂，应用时可根据患者情况，对膳食配方进行个体设计，各组件互相混合或以单独形式提供，也可将某一调节性制剂加入其他肠内营养配方中，以增强某成分的比例。组件主要包括蛋白质组件、脂肪组件、糖类组件、维生素组件和无机盐组件等。

3. 特殊需要膳食　根据特殊疾病治疗的需要，调配营养素组成的肠内营养膳食，常用的有肝衰竭用膳、肾衰竭用膳、先天性氨基酸代谢缺陷用膳、创伤用膳、糖尿病用膳等。

（三）肠内营养制剂的输注途径

1. 经口营养　经口摄入肠道营养制剂，适用于意识清醒、无口腔及咽喉疾病，但存在不同程度消化吸收障碍或其他需要进行肠内营养的患者。

2. 管饲营养　通过插入喂养管，向胃肠内输注流质食物的方法，根据插入喂养管途径的不同，可分为鼻胃管、口胃管、鼻肠管、胃造瘘管等，适用于昏迷、植物状态、吞咽困难、严重烧伤、手术后无法进食的患者等。

二、肠外营养

肠外营养又称静脉营养，是将营养液通过静脉途径，直接输入人体组织和器官的一种营养供给方式，包括中心静脉营养和周围静脉营养。当患者被禁食，所有营养物质均经静脉途径提供时，称为完全胃肠外营养。肠外营养支持对于危重病患者是一种有效的营养支持，但需要较为严格的技术和物质条件。

（一）肠外营养的适应证和禁忌证

1. 适应证

（1）蛋白质-热能营养不良、低出生体重儿。

（2）胃肠道功能障碍、急性膜腺炎、肠梗阻、短肠综合征、炎性肠道疾病等。

（3）消化道瘘、气管食管瘘、高位小肠瘘等。

（4）神经性拒食、剧烈呕吐患者。

（5）严重创伤、大面积烧伤、高分解代谢状态、抗肿瘤治疗期间的营养支持。

（6）骨髓移植患者。

（7）手术后 5 日以上不能进食患者。

2. 禁忌证

（1）严重水电解质紊乱、酸碱失衡及休克患者。

（2）胃肠道功能正常或 5 日内可恢复胃肠功能患者。

（3）无法治愈、无存活希望、临终或不可逆转的昏迷患者等。

（二）肠外营养制剂

考点：肠外营养的种类、适应证及禁忌证

肠外营养制剂没有固定配方，一般根据患者年龄、性别、体重、病情等制备，要求无菌、无毒、无致热源、渗透压适合、稳定性和相容性良好，其组成成分包括蛋白质（氨基酸）、脂肪、糖类、维生素、微量元素、电解质和水等，均系中小分子营养素。临床常用的肠外营养制剂种类有以下几种。

1. 糖类制剂　配方中常用 25%～50%高浓度葡萄糖溶液作为肠外营养的能量来源，供给量根据患者的体重、消耗量、创伤及感染程度而定。此外，还可应用果糖、麦芽糖、山梨醇、木糖醇等糖类。

2. 脂肪乳剂　肠外营养中应用的脂肪一般是以大豆油或红花油为原料，经卵磷脂乳化制成的脂肪乳剂，理化性质稳定，微粒直径与天然乳糜微粒相近，是肠外营养制剂中的重要组成。

3. 氨基酸制剂　是肠外营养的基本供氮物质，包括必需氨基酸与某些非必需氨基酸。根据氨基酸含量与成分的不同，分为平衡氨基酸制剂和专用氨基酸制剂两类。①平衡氨基酸制剂：按照正常机体需要配制，含人体所需的 8 中必需氨基酸和 8～12 种非必需氨基酸，适合绝大多数患者。②专用氨基酸制剂：根据患者病情专门配制，所含氨基酸有较大调整，如专用于肝病患者的制剂中，支链氨基酸含量较高，芳香族氨基酸则较少；用于肾病患者的制剂，以8种必需氨基酸为主，仅含少量精氨酸、组氨酸。

4. 水与电解质　肠外营养的液体需要量基本上是1ml/kcal，成人以3000ml/d左右为宜。电解质在无额外丢失的情况下，钠、钾、钙等按生理需要量补给即可。常用的有10%氯化钠、10%氯化钾、10%葡萄糖酸钙等，此外还有微量元素复方制剂，含锌、铜、铁、铬、碘等多种微量元素，可根据患者情况使用。

5. 维生素　参与糖类、脂肪、蛋白质代谢及人体生长发育、创伤修复等。肠外营养时，一般提供生理需要量即可。目前，国内已有水溶性维生素、脂溶性维生素等静脉制剂，均为包含多种维生素的复方产品。

（三）肠外营养的输注途径

1. 中心静脉营养　是经颈内静脉、锁骨下静脉或上肢外周静脉抵达上腔静脉输注营养的方法，因中心静脉血流量大，可以稀释各种高渗溶液，减少并发症，故可供选择的肠外营养制剂种类较多，是目前临床上应用较多、效果好、可以长期采用的营养输注途径。

2. 周围静脉营养　一般在患者肠内营养摄入不足时采用，多从外周末梢静脉穿刺置管，对机体代谢影响不大，并发症也少，以使用等渗营养制剂为主。

小　结

临床营养是营养学的特殊领域，也是临床医学的重要组成部分。其任务是根据营养学基本原理，通过膳食调配，增强其他治疗措施的临床效果，加速患者康复，在疾病的治疗过程中起着重要作用。医院膳食分为基本膳食、治疗膳食和诊断试验膳食。基本膳食是住院患者常用的膳食，按质地及烹调方法分为普通膳食、软食、半流质膳食和流质膳食四类，每种膳食均有各自的特点、适用对象及不同的制作要求；治疗膳食根据其临床用途分为一般治疗膳食、特殊治疗膳食。一般治疗膳食种类很多，特殊治疗膳食只适用于某种特定的疾病，是一种重要的疾病辅助治疗手段；诊断试验膳食是通过短时间内暂时调整患者的膳食内容来辅助临床诊断的一种膳食。营养支持的途径分为肠内营养和肠外营养两种，适用于不同情况的患者，临床应用时，一般根据胃肠道功能存在与否，首先选择肠内营养；胃肠道功能不存在，则选择肠外营养。

自测题

一、选择题

A_1/A_2型题

1. 体温正常的恢复期患者应选择的膳食是（　　）
   - A. 普通膳食
   - B. 软食
   - C. 半流质膳食
   - D. 流质膳食
   - E. 一般治疗膳食

2. 腹部手术后患者不宜选用（　　）
   - A. 鸡蛋汤
   - B. 咸米汤
   - C. 菜汁
   - D. 肉汤
   - E. 牛奶

3. 扁桃体摘除术后患者首先应该供应的膳食为（　　）
   - A. 普通膳食
   - B. 清流质膳食
   - C. 冷流质膳食
   - D. 浓流质膳食
   - E. 软食

4. 隐血试验膳食中要求不含（　　）
   - A. 蛋白质
   - B. 钠盐
   - C. 铁
   - D. 膳食纤维
   - E. 胆固醇

5. 下列关于流质膳食**不正确**的是（　　　）

A. 食物呈液体或在口中易于溶化为液体

B. 液体含量高

C. 能提供充足的能量和营养素，可以长期食用

D. 少量多餐

E. 以上都不正确

6. 下列**不属于**隐血试验膳食禁食的是（　　　）

A. 肉类　　　　　　B. 动物血

C. 蛋黄　　　　　　D. 绿叶蔬菜

E. 面条

7. 软食制作时，**不能**用下列何种烹调方法（　　　）

A. 煎　　　　　　　B. 清蒸

C. 煮　　　　　　　D. 汆

E. 炖

8. 软食最适用于（　　　）

A. 腹部手术患者　　B. 痢疾患者

C. 消化不良患者　　D. 喉部手术患者

E. 意识丧失患者

9. 下列不符合半流质饮食原则的是（　　　）

A. 易消化　　　　　B. 以软烂为主

C. 膳食纤维含量少　D. 少食多餐

E. 易于吞咽

10. 流质饮食适用于（　　　）

A. 高热患者　　　　B. 幼儿

C. 术后恢复期患者　D. 孕妇

E. 产妇

11. 肥胖者进行膳食治疗时，必须严格限制的食物是（　　　）

A. 粗粮　　　　　　B. 豆制品

C. 蔬菜　　　　　　D. 糖果

E. 水果

12. 高纤维膳食适合于（　　　）

A. 吞咽困难　　　　B. 消化不良

C. 腹泻　　　　　　D. 便秘

E. 产妇

13. 低纤维膳食应避免选用（　　　）

A. 瘦肉　　　　　　B. 去皮水果

C. 粗粮　　　　　　D. 牛奶

E. 鸡蛋

14. 低纤维膳食适用于（　　　）

A. 甲状腺功能亢进患者

B. 便秘患者

C. 肾炎患者

D. 伤寒患者

E. 产妇

15. 某年老女性患者近一周出现便秘，应鼓励患者多进食（　　　）

A. 牛奶　　　　　　B. 鸡蛋

C. 芹菜　　　　　　D. 河鱼

E. 米粉

16. 低盐膳食要求每日烹调用盐限制在（　　　）

A. 200～500mg　　　B. 500～800mg

C. 800～1000mg　　D. 1～2g

E. 2～4g

17. 高血压患者宜选用（　　　）

A. 高蛋白膳食　　　B. 限钠膳食

C. 高能量膳食　　　D. 低纤维膳食

E. 限脂肪膳食

18. 低蛋白膳食指每日膳食中的蛋白质含量为（　　　）

A. 占全天总能量的10%

B. <30g

C. <50g

D. <40g

E. <20g

19. 高蛋白膳食适用于（　　　）

A. 吞咽困难患者

B. 消化不良患者

C. 肝胆疾病引起恶心患者

D. 烧伤、疾病恢复期患者

E. 腹泻患者

20. 干膳食的适用对象是（　　　）

A. 需要进行大便隐血试验的患者

B. 需进行尿浓缩试验的患者

C. 糖尿病患者

D. 肥胖患者

E. 甲状腺功能亢进患者

21. 患者，女性，高血压多年，**不宜**过多选用的食品是（　　）

A. 苹果　　　　　　B. 青菜

C. 咸蛋　　　　　　D. 豆腐

E. 河虾

22. 患者，中年男性，甲状腺术后两天，下列**不适宜**的饮食是（　　）

A. 凉豆浆　　　　　B. 冰激凌

C. 热牛奶　　　　　D. 新鲜果汁

E. 以上都是

23. 患者，男性，47 岁，扁桃体术后不久，**不宜**选用的饮食是（　　）

A. 稀蛋汤　　　　　B. 菜汁

C. 果汁　　　　　　D. 酸辣汤

E. 牛奶

二、名词解释

1. 治疗膳食

2. 诊断试验膳食

三、简答题

1. 简述大便潜血试验膳食的试验方法、膳食原则与要求。

2. 简述葡萄糖耐量试验膳食的试验方法、膳食原则与要求。

3. 简述胆囊造影试验膳食的试验方法、膳食原则与要求。

4. 简述营养支持的主要分类、选择原则及主要适应证、禁忌证。

（沙明礼）

第7章　疾病的营养治疗与膳食

引言

　　疾病治疗讲究的是"三分治，七分养"，营养是机体康复的首要因素，与疾病的发生、发展关系密切，特别是在慢性病的防治过程中，膳食营养的改善至关重要。通过合理膳食可以改善患者的代谢，增强患者抵抗力，减少并发症，达到早日康复的目的。

第1节　肥胖症的营养治疗和膳食

案例7-1

　　患者，男性，36岁。近日因头晕、乏力到医院就诊。查体：身高175cm，体重180kg，血压180/110mmHg，空腹血糖9.2mmol/L，诊断：重度肥胖伴高血压、糖尿病。

问题： 请对该患者的饮食提出指导性意见。

一、概　　述

　　随着我国人民生活水平的不断提高，人群中由于膳食结构不合理，缺乏体育活动及其他原因导致的超重和肥胖现象呈明显增多趋势。肥胖症是指机体能量摄入超过能量消耗，导致体内脂肪过多，体重超出理想体重的20%或体质指数（BMI）≥28者，根据有无明显病因可分为单纯性肥胖和继发性肥胖两种。单纯性肥胖有一定的遗传因素，父母双方或一方肥胖的，子女出现肥胖的概率均明显增高；继发性肥胖的发生则主要与饮食习惯、生活方式、工作、环境因素有关，如饮食结构不合理，经常进食高能量膳食，缺乏体育锻炼，体内过剩的能量会以三酰甘油的形式储存于脂肪组织，从而导致体重增加，进而引发脂肪肝、高血压、冠心病、糖尿病等其他疾病，严重威胁身体健康。

二、营养膳食原则

考点：肥胖症患者的膳食原则

　　1. 控制总能量　能量摄入高于消耗是肥胖的根本原因，要降低体重，就必须减少能量的摄入。对于轻度肥胖的成年患者，一般情况下全天的能量供给比正常能量供给量少125～250kcal/d，每月减重0.5～1.0kg；中度以上成年肥胖者可减少550～1100kcal/d，但能量供给量不应少于1000kcal/d，以免造成低血糖或酮症酸中毒，影响身体健康。能量减少应循序渐进。

　　2. 限制糖类和脂肪　供能营养素中，脂肪热能系数最高，所以限制能量供应必须首先限制脂肪的供应量，特别是动物脂肪，脂肪供热比占总能量的25%～30%为宜。糖类在体内可转变为脂肪，也应限制摄入，供能占总能量的50%左右，来源应以谷类食物为主，严格限制蔗糖、麦芽糖、果糖、蜜饯、含糖饮料及零食。主食多选粗粮、杂粮，含膳食纤维多，吸水膨胀后饱腹作用强，同时能延缓食物的消化吸收，较好地控制体重。

　　3. 保证蛋白质摄入　对于采用低能量饮食的肥胖患者，在总能量降低的基础上，蛋白质的摄入量应相应增加，供热比占总能量的20%～30%，宜选用生物学价值较高的优质蛋白质。

　　4. 充足的维生素、矿物质和膳食纤维供给　由于长期限制饮食，容易引起维生素和矿物质缺乏，应注意加以补充。蔬菜水果含丰富的维生素、矿物质和膳食纤维，能量含量很低，可以增加饱腹感，减轻节食痛苦，是减肥的最佳食品。

5．合理分配三餐能量　可调整为早餐 30%、午餐 40%、晚餐 30%，晚餐以清淡、易消化为主。

6．改善烹调方法　多用蒸、煮、炖、凉拌等方法，少用煎、炸，减少烹调用油。

7．养成良好的饮食习惯　细嚼慢咽，定时定量，少吃零食、多素少荤，少吃甜食。

三、食物的选择

1．宜选食物

（1）谷类、瘦肉、鱼、蛋、豆、脱脂奶均可选择，但要限量。

（2）韭菜、芹菜、油菜、竹笋、莴苣、黄瓜、西红柿、胡萝卜、苹果、桃子等各种蔬菜水果可以不加限制，随意食用。

2．忌用或少用食物

（1）高脂、高糖类食物，如肥肉、动物内脏、蛋黄、鱼子、奶油、含糖饮料、巧克力及各种糕点、糖果等。

（2）各种零食，如蜜饯、果脯、坚果等。

（3）各种酒类。

第 2 节　骨质疏松症的营养治疗和膳食

案例 7-2

　　患者，女性，67 岁，腰部疼痛史多年。因近来疼痛加剧、伴有呼吸困难来院就诊。查体：身材矮小，驼背，双腿弯曲呈 "O" 形，血钙、血磷和碱性磷酸酶指标正常，X 线显示骨透亮度增加，骨小梁减少，间隙增宽，椎体变形。诊断：原发性骨质疏松。

问题： 请根据诊断对该患者膳食选择进行指导。

一、概　　述

　　骨质疏松症是指以单位体积骨量减少及骨组织微结构退行性变化为特征，伴有骨脆性增加、易发生骨折的一种全身性骨骼疾病。骨量减少是指骨骼矿物质和骨基质等比例减少，结构改变是因骨吸收和骨形成失衡导致的骨皮质变薄、小梁变细、变薄乃至断裂，从而使骨强度下降，脆性增加，易发骨折。　　*考点：骨质疏松症的发病因素*

　　本病多发生于老年人，女性发病率高于男性，其发病与性别、年龄、内分泌、体力活动及营养等因素密切相关；主要临床表现为全身骨骼疼痛、变形，并易发骨折。骨质疏松症的诊断依据主要是骨密度测定。

　　从营养学角度，钙、维生素 D、蛋白质的摄入及不良的饮食习惯与骨质疏松有密切的关系。

二、营养膳食原则

　　1．摄入充足的钙　缺钙是引起骨质疏松症的主要原因。研究表明，膳食中钙摄入量高的人群骨密度较高，骨折发生率较低。导致钙缺乏的原因主要有摄入不足、吸收不良、排出增加等。成年人每日钙的摄入量为 800mg，更年期后的妇女和老年人则应达到 1000～1500mg/d。　　*考点：骨质疏松症的膳食原则*

2. 注意维生素的补充　维生素 D 能够促进钙的吸收和骨骼钙化，老年人户外活动较少，影响体内维生素 D 的合成，在补钙的同时应加强户外活动，多晒太阳。维生素 A 和维生素 C 对骨骼的形成亦有影响，也要注意补充。

3. 摄入适量蛋白质　适量的蛋白质可提高体内钙的生物利用率，有利于骨骼的再生，延缓骨质疏松的发生，过量摄入则可引起尿钙排出增加，对骨骼产生不利影响。

4. 摄入适量的磷　高磷膳食可引起骨钙丢失，膳食中磷的适宜供给量为 700mg/d。

5. 其他　坚持体育锻炼，适量的锻炼可增强骨骼强度，减缓钙从骨骼中的流失，降低骨质疏松症发病危险性；戒除不良嗜好，戒烟限酒、少喝浓茶及咖啡对预防骨质疏松也有积极的作用。

三、食物的选择

1. 宜选食物

（1）富含钙的食物：补钙食物首选奶类及其制品，其他含钙丰富的食物还有虾皮、豆类、芝麻酱、海带、紫菜、黑木耳、坚果类等。

（2）富含维生素 D 的食物：选择动物肝脏、鱼类等。

（3）多选用优质蛋白：选择蛋、奶、豆、肉等蛋白质生物学价值高的食物。

2. 忌用或少用食物　高脂类食品、酒类、草酸植酸含量高的蔬菜、高膳食纤维食物、碳酸饮料等。

知识链接　　　　　**我国目前补钙制剂主要分类**

1. 有机钙　传统的钙补充剂之一，优点是溶解性好，溶解过程中不需胃酸参与，吸收率高，缺点是钙含量低。常见制剂有乳酸钙、葡萄糖酸钙、柠檬酸钙、L-苏糖酸钙等。

2. 无机钙　以碳酸钙为主，含钙量较高，价格便宜，但吸收率低，吸收过程中需要胃酸参与，对肠胃有一定的刺激。

3. 活性钙　系贝壳类经高温煅烧形成的钙混合物，钙含量高，但其水溶液呈强碱性，对胃肠刺激性大，如遇海水污染，可能含重金属，不建议使用。

4. 酪蛋白钙　最新一代生物类钙剂，系由牛奶中的酪蛋白离子和钙离子反应制得，含钙量高，吸收好，对肠胃没有任何刺激，是目前比较理想的补钙制剂。

第3节　糖尿病的营养治疗和膳食

案例 7-3

患者，男性，74 岁。因消瘦、多食、多尿、口渴严重入院。查体：身高 172cm，体重 52kg，血压 140/85mmHg，空腹血糖 11.0mmol/L，尿糖＋＋。诊断：糖尿病。

问题：针对该患者病情，请在饮食方面提出指导性建议。

一、概　　述

糖尿病是一种由于胰岛素分泌绝对不足或相对不足或外周组织对胰岛素敏感性下降所导致的糖类、脂肪、蛋白质代谢紊乱，以长期高血糖为特征的代谢性疾病。典型症状为"三多一少"，即多饮、多食、多尿、体重减轻。WHO 将糖尿病分为 1 型糖尿病、2 型糖尿病、其他类型糖尿病和妊娠糖尿病四种类型。随着社会的发展,生活水平的提高,人口老龄化的加重,糖尿病发病率在世界范围内呈逐年增高的趋势,截至 2017 年,病患人数已达 1.14 亿人,患病率位居全球第一。我国糖尿病患者中,1 型糖尿病约占 5%,起病较急,"三多一少"症状明显,有遗传倾向,多见于儿童和青少年;2 型糖尿病占患者总数 90%~95%,起病缓慢、隐匿,发病以体态肥胖,尤以中心性肥胖或超重的中老年人为主。糖尿病的危险因素主要有肥胖、脂肪摄入过多、缺少体力活动等,治疗方法包括营养治疗、运动治疗、药物治疗、胰岛素治疗等,其中营养治疗是基础,是糖尿病治疗中最基本的治疗方法,通过饮食调节可以使部分患者的血糖得到较好的控制。

　　糖尿病营养治疗的目的是帮助患者恢复和维持正常的血糖、血脂水平,达到理想体重,预防和减少并发症的发生。不论何种类型糖尿病、病情轻重、有无并发症,也不论是否应用降糖药物或胰岛素,饮食治疗都应长期坚持,才能取得良好的效果。

二、营养膳食原则

　　1. 控制总能量　能量供应应根据标准体重而不是实际体重来计算,全天总能量摄入还应结合患者体型、体力活动、生理状况、病情等具体计算见表 7-1。

考点:糖尿病患者的膳食原则

表 7-1　成年糖尿病患者每日能量摄入量(单位:kJ/kg)

体型	卧床	轻体力劳动	中等体力活动	重体力活动
消瘦	105~125	146	167	188~209
标准	84~105	125	146	167
肥胖	63	84~105	125	146

注:年龄校正,50 岁以上者每增加 10 岁,能量可减少 10%。

　　2. 适宜糖类摄入　糖尿病患者因血糖调节能力下降,过高的糖类摄入会直接导致高血糖,合理控制糖类的摄入是治疗糖尿病的关键。糖类产供能应占总能量的 50%~60% 为宜,摄入量为 150~300g/d,相当于主食摄入量 250~400g/d,选择时还要考虑该食物的血糖生成指数(glycemic index, GI)。GI 是衡量某食物摄入后引起血糖反应程度的一项有生理意义的指标,高 GI 食物进入胃肠后消化快,吸收完全,葡萄糖迅速进入血液,血糖升高明显;低 GI 食物在胃肠停留时间长,释放缓慢,葡萄糖进入血液后峰值低,血糖升高速度慢,有利于血糖浓度的稳定。糖尿病患者应多选用 GI 低的食物,一般 GI 低于 55 的属于低 GI 食物,55~75 属于中等 GI 食物,大于 75 为高 GI 食物。常见食物 GI 值见表 7-2。

表 7-2　常见食品的血糖指数(GI)值

食物种类	GI	食物种类	GI	食物种类	GI
富强粉馒头	88.1	南瓜	75	西瓜	72
大米饭	83.2	蜂蜜	73	菠萝	66
小麦粉面条	81.6	胡萝卜	71	杏	57
油条	75	蔗糖	65	猕猴桃	52
苏打饼干	72	巧克力	49	香蕉	52
麦面馒头	67	酸奶(加糖)	48	葡萄	43
二合面窝头	65	藕粉	33	梨	36
小米饭	62	牛奶	27.6	苹果	36

续表

食物种类	GI	食物种类	GI	食物种类	GI
炸土豆片	60.3	豆腐干	23.7	杏干	31
荞麦面条	59.3	黄豆（煮）	18	鲜桃	28
玉米面粥	50.9	花生	14	樱桃	22

数据来源：杨月欣. 2009. 营养配餐和膳食评价实用指导. 北京：人民卫生出版社

3. 保证蛋白质摄入　糖尿病患者糖异生作用加强，蛋白质消耗量增加，为维持机体正常功能，蛋白质的需要量为 1.0g/（kg·d），占总能量的 12%～20%，其中优质蛋白质不少于 1/3。儿童、孕妇、乳母、消耗性疾病、消瘦患者，蛋白质的供应量可酌情增加；患有糖尿病肾病，伴有氮质血症及尿毒症时，则需降低蛋白质供应。

4. 限制脂肪摄入量　糖尿病患者脂肪分解加速，脂肪代谢紊乱，所以必须限制脂肪的摄入，脂肪供能占总能量的 20%～25%。因大部分动物脂肪以饱和脂肪酸为主，摄入过多可引起血脂升高和动脉粥样硬化，故应严格控制，宜选择富含不饱和脂肪酸的植物油脂，烹调中避免油炸、煎，多采用蒸、煮、炖、凉拌等方式。

5. 丰富的维生素摄入　糖尿病患者应对糖异生过程中消耗的 B 族维生素加以补充，同时为纠正代谢紊乱及防治并发症，还应摄入充足的维生素 C、维生素 E 和 β-胡萝卜素。

6. 增加膳食纤维摄入　膳食纤维可以延缓肠道对葡萄糖的吸收，同时降低血糖升高的幅度，有利于血糖的控制。

7. 注意无机盐的补充　糖尿病患者多尿可引发锌、镁、钠、钾、铬等矿物质的丢失增加，出现低血锌和低血镁。缺锌会引起胰岛素分泌减少、组织对胰岛素作用的抵抗性增强；低血镁会引起 2 型糖尿病患者组织对胰岛素敏感性下降，并与视网膜病变和缺血性心脏病有关；三价铬是葡萄糖耐量因子的组成成分，有提高葡萄糖利用和促进葡萄糖转变为脂肪的作用。

8. 良好的膳食制度　糖尿病患者饮食应做到定时，严格定量，三餐热能分配分别为 1/5、2/5、2/5 或 1/3、1/3、1/3。对易出现低血糖症状的患者可适时加餐 2～3 次，但要控制总量，做到加餐不加量。

三、食物的选择

1. 宜选食物

（1）主食：以 GI 值较低的谷类食物为主，包括米、面、玉米等，其中荞麦面、莜麦面、二合面（玉米和黄豆面）、三合面（玉米、黄豆和小麦粉）。

（2）蛋白质类：以瘦肉、鱼虾、奶、大豆及其制品为佳。

（3）蔬菜水果类：花叶类可以任意选用；根茎类如土豆、芋头、山药等应限量选用；水果类应优先选择含糖量低及 GI 值低的水果。

（4）烹调用油：尽量选用植物油。

2. 忌用或少用食物

（1）各种糖类如白糖、红糖、葡萄糖、麦芽糖、饴糖及糖果等。

（2）含糖量较高的各种糕点、蜜饯、果汁、甜炼乳、饮料。

（3）各种油煎、油炸食物，肥腻的鸡皮、鸭皮等。

（4）烹调用油应少用或不用动物油脂，同时少食用动物脑、蛋黄、鱼子、肥肉、动物内脏等。

（5）限酒：糖尿病患者以少饮和不饮酒为宜，长期饮酒容易导致高血脂，并对肝脏不利。

第 4 节 痛风的营养治疗与膳食

案例 7-4

患者，男性，42 岁，货车司机，身高 173cm，体重 85kg，因 2 天前左足背及跗趾关节处突发疼痛并逐渐加剧，局部灼热红肿，疼痛难忍入院。入院诊断为痛风。

问题：请对患者日常饮食进行营养指导。

一、概 述

痛风是一种由于嘌呤代谢紊乱或尿酸排泄障碍而致血尿酸增高的代谢性疾病。其临床特点包括高尿酸血症、痛风性急性关节炎反复发作、痛风石沉积、特征性关节炎和关节畸形，常累及肾脏引发慢性间质性肾炎和肾尿酸结石。

临床上痛风分为原发性和继发性两大类。原发性痛风多由先天性嘌呤代谢异常所致，原因不明，有遗传可能；继发性痛风常因某些疾病或药物所致。膳食中高嘌呤食物的摄入是引起此疾病的重要原因之一。

二、营养膳食原则

由于痛风尚无特别有效的治疗手段及完全根治的药物，所以从营养膳食角度，克服不良饮食习惯，建立科学、合理的饮食结构是控制痛风发作的关键。

1. 限制嘌呤摄入 尿酸是嘌呤的代谢终产物，患者应长期控制高嘌呤食物的摄入。急性期嘌呤摄入量限制在 150mg/d 以下（为正常膳食嘌呤摄入量的 15%～25%）。

2. 控制总能量摄入，减轻体重 痛风患者多伴有肥胖、高血压等，故应控制总能量的摄入，适当减轻体重至理想状态。总能量供给要根据情况而定，一般按 20～25kcal/（kg·d）供给。减轻体重应循序渐进，切忌减重过快，否则易诱发痛风症急性发作。

3. 控制蛋白质和脂肪摄入 适量限制蛋白质的摄入可控制血尿酸的浓度。蛋白质的摄入量一般按 0.8～1.0g/（kg·d）计算。痛风性肾病出现氮质血症及肾功能不全时，应严格限制蛋白质的摄入量。痛风患者首选植物蛋白质，动物蛋白可选牛奶、鸡蛋。脂肪可减少尿酸排泄，故应限制脂肪摄入量，一般控制在 40～50g/d，禁止吃含脂肪高的食物，如油炸食物、肥肉等，宜采用少油的烹调方法。

4. 补充维生素和无机盐 B 族维生素和维生素 C 有利于增高尿酸盐溶解度，有利于尿酸排出，所以应多食用蔬菜、水果等碱性食物，同时限制钠盐摄入，一般控制在 2～5g/d。

5. 多饮水 充足的水分有利于尿酸排出。饮水量保持在 2000～3000ml/d，应少量多次，保证尿量，促进尿酸排出，防止尿酸结石形成。

6. 禁食刺激性食物 乙醇会使肾脏排泄尿酸的能力降低，啤酒还含有大量的嘌呤，要绝对禁用。禁用能兴奋神经的其他食物，如浓茶、咖啡及刺激性调味品。

考点：痛风患者的膳食原则及食物选择

三、食物的选择

1. 宜选食物

（1）嘌呤含量低的食物：精细白米、通心粉、富强粉、苏打饼干、精细面包、馒头、茄子、西葫芦、胡萝卜、片菜、黄瓜、番茄、土豆、植物油、果酱、精制糖、各类水果等。

（2）嘌呤含量低且富含蛋白质的食物：脱脂奶粉、牛奶、鸡蛋等。

（3）碱性食物：黄色蔬菜、绿色蔬菜、各类水果等。

（4）富含糖类的精细食物：面包、稻米等。

2. 忌用或少用食物

（1）嘌呤含量极高的食物（绝对禁用）：动物肝、胰、肾、脑、肉汁、沙丁鱼、凤尾鱼等。

（2）嘌呤含量高的食物（痛风发作期禁用，慢性期少用）：扁豆、肥肉、肉汤、禽类、熏火腿、鱼贝等海鲜类。

（3）嘌呤含量较高食物（少用）：带皮谷物、全麦、干豆类、青豆、豌豆、龙须菜、菠菜、蘑菇、菜花、四季豆、火腿、牡蛎等。

（4）辛辣有刺激性的调味品。

第5节 高血压的营养治疗与膳食

案例 7-5

患者，男性，58 岁，身高 168cm，体重 95kg。近 1 年来出现胸闷、心悸、多汗、头痛、呼吸困难等症状，因症状加重伴耳鸣、眼花一周入院。查体：血压 180/120mmHg。入院诊断为：高血压。

问题： 请指导患者入院期间的膳食。

一、概 述

高血压是指以体循环动脉血压增高为主要特征 [收缩压≥140mmHg 和（或）舒张压≥90mmHg]，可伴有心、脑、肾等器官的功能或器质性损害的临床综合征。高血压是最常见的慢性病之一，也是心脑血管疾病最主要的危险因素。临床上高血压分为原发性高血压和继发性高血压两大类。本节只探讨原发性高血压。

高血压的主要危险因素包括肥胖、过度劳累、精神紧张、体力活动过少及不良饮食习惯（如食盐、脂肪摄入过多、过量饮酒）等。因此，合理膳食是防治高血压的重要手段之一。

二、营养膳食原则

考点：高血压病人的膳食原则及食物选择

高血压营养治疗是综合治疗中十分重要的组成部分。合理营养可以减轻高血压症状，降低和稳定血压，预防高血压并发症。

1. 限制能量摄入，避免肥胖 肥胖和超重是高血压的危险因素之一，体重每增加 12.5kg，收缩压升高 10mmHg，舒张压升高 7mmHg。高血压患者宜采用低能量膳食，总能量的摄入量应低于消耗量，且要做到平衡膳食，将体重控制在标准范围内。

2. 限制脂类摄入 摄入过多的动物脂肪，容易导致肥胖和动脉粥样硬化，也是高血压的危险因素。脂肪摄入量一般要控制在 40～50g/d，植物油含维生素 E 和较多亚油酸，对预防血管破裂有一定作用，脂肪摄入应以植物油为主。胆固醇的摄入应在 300mg/d 以下，不吃或少吃胆固醇含量高的食物。

3. 限钠、补钾、补钙

（1）限钠：高血压发病与钠盐摄入过多有关，故应限制钠盐摄入，高血压患者钠盐的摄入量以 2～5g/d 为宜，少吃或不吃腌制食品、腐乳等含钠盐较高的食物。

（2）补钾：限钠时应注意补钾，钾能促进水和钠的排出，有利于高血压的防治。高血压患者应多食用含钾高的食物，如莴笋、丝瓜、茄子等。

（3）补钙：钙的摄入量与血压呈负相关，故高血压患者应多摄入含钙丰富的食物，如豆类及其制品、鱼类、蛋类、乳类及乳制品等。

4. 补充维生素和膳食纤维　维生素 C 可使胆固醇转化为胆酸排出体外，改善心脏功能，促进血液循环，有利于控制高血压；B 族维生素可改善脂质代谢、降低胆固醇，对预防高血压有明显的效果。故高血压患者应多食用新鲜水果、蔬菜、蛋类、乳类、豆类等富含维生素 C 和 B 族维生素的食物。

5. 适量蛋白质　高血压患者饮食应选择优质蛋白质，其中植物蛋白质应占 50%，适当限制动物蛋白质。

6. 合理的饮食习惯　少量多餐，每天 4～5 餐为宜，避免暴饮暴食。戒烟限酒，乙醇摄入量应限制在 25g/d 以下。禁食咖啡、浓茶及辛辣刺激性食物。宜采用蒸、煮、炒、炖、凉拌等烹调方法，避免煎炸，减少烹调用油和用盐。

三、食物的选择

1. 宜选食物

（1）富含钾的食物：芹菜、丝瓜、蘑菇、茄子、土豆、番茄、苹果、莴笋、龙须菜、豌豆苗等。

（2）富含钙的食物：乳制品、坚果、黑芝麻等。

（3）富含维生素和微量元素的食物：含钠低的新鲜绿叶蔬菜、水果等。

（4）富含优质蛋白、低脂肪、低胆固醇食物：脱脂奶粉、鱼类、豆制品等。

2. 忌用或少用食物

（1）高钠食物：各类腌制食品、虾米、皮蛋、加碱或发酵粉制备的面食和糕点等。

（2）高脂肪、高胆固醇食物：动物大脑、肥肉、动物内脏、蛋黄、蟹黄、鱿鱼等。

（3）有刺激性的调味品及烟酒、咖啡、浓茶和辣椒等。

知识链接　　　　　　　我国高血压患病现状

5 月 17 日是世界高血压日。高血压被称为"无声杀手"，大多数患者没有任何症状。调查显示，我国成年人高血压患者人数达 2.45 亿，也就是说，每 4 个成人中就有 1 人患高血压。高血压直接经济负担占我国卫生总费用的 6.6%。调查显示，截至 2017 年 6 月，我国高血压检出率为 37%。在检出的高血压患者中，知晓率、治疗率、控制率分别仅为 36%、23%、6%。高血压管理形势严峻，任重道远。

第6节　胃炎和消化性溃疡的营养治疗与膳食

胃肠道是消化系统的重要组成部分，具有消化食物、吸收和利用营养素的作用。胃炎、消化性溃疡是常见的胃肠道疾病，常因不良的生活方式和饮食习惯导致，所以合理的营养与膳食可以起到预防和辅助治疗胃肠道疾病的作用。

胃炎是各种原因引起的胃黏膜炎症，为最常见的消化系统疾病之一。按临床发病的缓急，一般可分为急性和慢性胃炎两大类型。

消化性溃疡是指胃肠道黏膜被自身消化而形成的溃疡，胃、十二指肠球部溃疡最为常见。病因尚不完全了解，比较明确的病因为幽门螺杆菌感染、服用非甾体抗炎药及胃酸分泌过多。

> **案例 7-6**
>
> 患者，女性，48 岁，近年来常出现上腹部疼痛，伴反酸、嗳气，饥饿时加剧，进食后缓解，因 1 周前病情加剧伴腹泻、恶心、呕吐等症状入院，入院诊断为慢性胃炎。
>
> **问题：** 请指导患者日常膳食。

一、急性胃炎的营养治疗与膳食

（一）概述

急性胃炎是指由于各种因素引起的胃黏膜急性炎症。急性胃炎的病因多样，包括急性应激、药物、缺血、胆汁反流和感染等。特点是起病较急，症状亦较为严重，但病程一般较短，主要表现为上腹部不适或疼痛、食欲减退、恶心、呕吐等，严重者可出现发热、头痛、畏寒、脱水、酸中毒、肌肉痉挛甚至休克等。

（二）营养膳食原则

急性胃炎的营养治疗原则是减轻胃肠负担，帮助修复胃黏膜，补充水分和电解质。

考点：急性胃炎的膳食原则

1. 消除病因、减轻胃肠负担　卧床休息、对症治疗。患者在急性发作期要减轻胃肠负担，应首先停止一切对胃有刺激的饮食或药物，大量呕吐和腹泻者，可暂时禁食 48 小时。当度过急性期后可给予患者易消化吸收且刺激性小的流质饮食，如藕粉、米汤等，并逐步增加菜汤、蛋汤或糖盐水，以补充盐分。病情好转后，患者饮食以高营养、易消化且富含植物蛋白、维生素的细软食物为主，禁用奶类、蔗糖、萝卜、豆类及其制品等容易发生胀气的食物，同时减少高脂肪食物的摄入，以免增加胃肠负担对病情不利。

2. 补充水分和电解质　多饮水或口服糖盐水，防止脱水和酸中毒，有利于毒素的稀释和排出。呕吐和腹泻剧烈者可由静脉补充水及电解质。

3. 合理的饮食习惯　少量多餐，避免暴饮暴食，每日 6~7 餐，每餐 200~250ml。烹调宜选用清蒸、炖煮等烹调方法，避免煎炸。

（三）食物的选择

1. 宜选食物　米汤、菜汤、新鲜果汁、米粥、藕粉、蛋羹、面条等。

2. 忌用或少用食物

（1）易发酵胀气的食物：牛奶、蔗糖、萝卜、豆类及其制品等。

（2）易造成回流的食物：高脂肪食物、糖类、巧克力等。

（3）刺激性食物：酒类、产气的饮料、浓茶和浓咖啡、粗粮及粗纤维食物等。

二、慢性胃炎的营养治疗与膳食

（一）概述

慢性胃炎是由于各种刺激因素长期或反复作用所致的慢性胃黏膜炎症。多数急性胃炎患者因反复发作，逐渐转为慢性胃炎。慢性胃炎在临床上分为浅表性胃炎、萎缩性胃炎和肥厚性胃炎三类，以浅表性胃炎较多见。患者经常有上腹不适、食欲减退、恶心呕吐等，以进食油腻食物后较为明显。慢性萎缩性胃炎除上述症状外，还可出现体重减轻、伴有贫血与消瘦等症状。

（二）营养膳食原则

慢性胃炎的营养治疗目标是保持营养充足且平衡，调节胃的各项功能，保证胃酸的正常分泌。

1. 消除病因　彻底治愈急性胃炎，戒烟酒，避免食用对胃黏膜有损害的食物及药物。

2. 充足的能量和蛋白质　慢性胃炎患者消化、吸收功能差，要提供充足的能量和蛋白质，少食多餐，多提供优质蛋白质。

3. 适量脂肪和糖类　脂肪的供给可略低于正常人，并适当减少饱和脂肪的摄入；糖类供给量可与正常人相当，应选用产气少、低纤维的食物。

4. 充足的维生素和无机盐　适量增加水果和蔬菜的摄入，供给充足的维生素和无机盐，有利于保护胃黏膜，同时防止出现营养不良。

5. 保持正常胃酸　胃酸分泌过多时，可以食用牛奶、豆浆、烤面包、含碱馒头等碱性食物予以中和；胃酸分泌减少时，可食用肉汤、鸡汤、甜点、酸味水果和果汁刺激胃液的分泌。

6. 良好的饮食习惯　少食多餐，每日进食4～5次，避免暴饮暴食。宜进食清淡少油、细软、易消化食物，忌食过热、过冷食物，避免吃易产气、膳食纤维丰富和有刺激性的食物。烹调方法应以蒸、煮、炖、焖为主。

（三）食物的选择

1. 宜选食物　新鲜果汁、米汤、小米粥、面包、馒头、虾肉、瘦肉类、瓜果类及纤维较少的蔬菜，如番茄、小白菜、菠菜叶、冬瓜、黄瓜、苹果、香蕉、橘子等。

2. 忌用或少用食物　牛奶、豆浆、红薯、蔗糖、汽水、酒、浓茶、咖啡、辣椒、芥末、韭菜、芹菜、洋葱、糯米饭、年糕，以及腌、熏、煎炸类食物等。

三、消化性溃疡的营养治疗与膳食

（一）概述

消化性溃疡主要指发生于胃和十二指肠的慢性溃疡，是消化系统的多发病、常见病。研究表明，胃酸分泌过多、幽门螺杆菌感染和胃黏膜保护作用减弱等是引起消化性溃疡的主要原因。主要症状为上腹部周期性、节律性疼痛，同时伴有上腹部饱胀、反酸、嗳气、恶心、呕吐、食欲减退等症状。

（二）营养膳食原则

饮食调理、营养支持是综合治疗消化性溃疡不可缺少的重要措施之一，对预防复发和防治并发症，促进溃疡面愈合有重要意义。

1. 适量蛋白质和脂肪　蛋白质有利于溃疡面的修复和愈合，膳食中蛋白质供给量应不低于1g/（kg·d），选用易消化的蛋白质食物如豆浆、牛奶、鱼肉、鸡肉等。脂肪能抑制胃酸分泌，保护胃黏膜，但同时能增加胃肠负担，所以脂肪供给量应控制在60～70g/d，可选用奶油、蛋黄或植物油等。

2. 适量维生素和无机盐　维生素A、B族维生素、维生素C及无机盐丰富的食物，有助于修复受损组织和促进溃疡面愈合，患者应多吃绿叶蔬菜、胡萝卜、牛奶、动物肝脏等食物。

3. 充足的能量　能量供给以30kcal/（kg·d）为宜，防止营养不良。多摄入糖类，摄入量控制在300～500g/d，选择容易消化的面条、馄饨等。

4. 良好的饮食习惯　少食多餐、定时定量，每日进食5~6餐，以清淡食物为宜，避免刺激性过强、含纤维多和产气的食物。进食细嚼慢咽，有助于消化与吸收，减轻胃的负担。烹调时采用蒸、煮、炖、焖等方法，避免煎、炸、腌制、凉拌等烹调方法。

（三）食物的选择

1. 宜选食物

（1）急性发作期：以流质饮食为主，如蜂蜜水、鲜果汁、米汤、牛奶、豆浆、藕粉、蛋汤、蛋羹等。

（2）病情好转期：以少渣半流质膳食为主，如豆腐、菜泥、粥、面片汤、肉末蛋羹、蒸鱼、蒸肉饼、面条、面包、馒头等。

（3）恢复期：以清淡细软、少油腻、易消化膳食为主，如冬瓜、去皮的茄子、胡萝卜、软烂的米饭、包子、馒头、水饺等。

2. 忌用或少用食物

（1）杂豆、粗粮类：玉米、黄豆、蚕豆、糙米、高粱米等。

（2）坚硬、粗糙及膳食纤维丰富的食物：韭菜、芹菜、芥蓝、竹笋、干果、海带等。

（3）易产气的食物：蒜苗、大蒜、生葱、洋葱、生萝卜等。

（4）刺激性强的食物：花椒、辣椒、芥末、咖啡、冷饮、酒、凉拌菜及各类油炸食品等。

（5）易产酸食物：土豆、红薯、甜点及糖醋食品等。

第7节　肾炎和肾病综合征的营养治疗与膳食

肾是人体的重要排泄器官，其主要功能是过滤形成尿并排出代谢废物，调节体内的电解质和酸碱平衡。肾脏疾病和营养素代谢有密切联系，养成良好的饮食习惯、均衡营养、合理膳食是防治肾脏疾病的重要措施。

案例7-7

患者，男性，8岁。因双眼睑及下肢水肿，尿量进行性减少，伴有食欲减退，腹部不适，头晕头痛，自觉乏力等症状入院。诊断：急性肾小球肾炎。

问题： 请对患者的膳食选择提出合理建议。

一、急性肾小球肾炎的营养治疗与膳食

（一）概述

急性肾小球肾炎简称急性肾炎，是以急性肾炎综合征为主要临床表现的一组疾病。其特点为起病急，出现血尿、蛋白尿、水肿和高血压，并可伴有一过性肾功能不全。多见于链球菌感染后，其他细菌、病毒及寄生虫感染也可能引起。

（二）营养膳食原则

急性肾小球肾炎的营养治疗主要原则是提供低蛋白质、低盐、富含维生素的膳食，控制水分摄入。

1. 适宜的能量　能量的主要来源为糖类和脂肪，糖类的摄入可不限制，应限制动物性脂肪，能量摄入不宜过高，以1600~2000kcal/d或25~30kcal/（kg·d）为宜。

2. 低蛋白质　急性肾炎时，摄入过量蛋白质会增加肾脏的负担。蛋白质的摄入量根据病情

的变化而定。轻型病例不需严格控制，蛋白质的摄入量为 lg/（kg·d）左右；患者有肾功能不全、少尿、氮质血症等情况时，要严格控制，蛋白质摄入可按 0.5g/（kg·d）供给。在维持基本摄入量的前提下，多摄入乳类及其制品、鸡蛋、鱼和瘦肉等优质蛋白质。

3．限制钠盐、钾盐和水分的摄入　根据患者的病情、尿量、水肿及血压升高的程度，控制钠盐、钾盐和水的摄入量。水肿和病情较轻者宜采用低盐饮食；明显水肿、严重高血压者宜采用无盐饮食；少尿或无尿时，应严格控制钾的摄入量，避免食用含钾高的食物，如香菇、贝类、香蕉、苹果等；无尿或少尿且有明显水肿症状的患者，应限制水及其他液体的摄入，摄入量限制在1000ml/d 以内。

4．补充维生素　多食用富含维生素 A、维生素 C、B 族维生素的食物，有利于肾脏功能的恢复和贫血的防治。

5．良好的饮食习惯　多食用碱性、消肿利尿的食物；禁食刺激性强的食物；限制食用动物内脏、海鲜等含嘌呤丰富的食物。

（三）食物的选择

1．宜选食物　新鲜蔬菜、水果、乳类、鲤鱼、冬瓜、西瓜、山药、胡萝卜、番茄、茄子、土豆、芋头、桂圆、莲子等。

2．忌用或少用食物　酒、茶、咖啡、茴香、辣椒、豆类及其制品、菠菜、芹菜、咸鱼、咸菜、腊肉、动物内脏、鱼贝类、肉汁、浓肉汤、鸡精、酵母粉及煎炸食品等。

二、慢性肾小球肾炎的营养治疗与膳食

（一）概述

慢性肾小球肾炎简称慢性肾炎，系指以蛋白尿、血尿、高血压、水肿为基本临床表现，起病方式各有不同，病情迁延，病变进展缓慢，可有不同程度的肾功能减退，具有肾功能恶化倾向并最终发展为慢性肾衰竭的一组肾小球疾病。

（二）营养膳食原则

1．确保能量的摄入　慢性肾炎病程长，能量供给以能够满足日常活动需要并维持标准体重为原则。因限制蛋白质，故由糖类和脂肪作为能量的主要来源，可按 30～40kcal/（kg·d）供给，但伴有高血压者应限制动物脂肪的摄入。

2．合理摄入蛋白质　应根据肾功能损害情况来决定膳食蛋白质摄入量。肾功能损害不严重者，对其膳食中蛋白质的摄入可不作严格限制，以 0.8～1.0g/（kg·d）为宜；对有大量蛋白尿的肾功能代偿期患者，以 70～90g/d 为宜；当患者出现氮质血症时，要严格控制其膳食中蛋白质摄入量，摄入量控制在 40g/d 以下，以牛奶、鸡蛋等优质蛋白质为主。

3．低钠盐饮食　对于水肿和高血压患者应严格限制钠盐的摄入量，钠盐用量控制在 2～3g/d 为宜；水肿严重的患者，食盐的摄入控制在 2g/d 以下或给予无盐饮食。但对慢性肾炎多尿期或长期限钠患者，会造成体内钠含量不足，需定期监测血钠水平，及时调整钠的摄入量。

4．适量补充维生素和无机盐　日常膳食中应增加摄入各种维生素、铁、锌等含量丰富的食物，如动物肝脏、绿叶蔬菜等，以促进患者修复受损的肾脏组织和减轻贫血、缺铁、缺锌等症状，但应注意高血钾时应注意慎选含钾高的蔬菜。

5．控制饮水量　当患者出现水肿、少尿等症状时，要严格控制水分的摄入，每日饮水量一般以前一日尿量（ml）＋500ml 计算。

6. 良好的饮食习惯　慢性肾炎病程较长，要密切结合病情变化适时调整饮食。合理摄取能量，维持标准体重。限制钠盐摄入，禁食刺激性强的食物和过于油腻的食物。

（三）食物的选择

1. 宜选食物　新鲜果汁、米汤、小米粥、馒头、面包、虾肉、瘦肉类、瓜果类及纤维细软的蔬菜，如冬瓜、黄瓜、番茄、菠菜叶、小白菜、苹果、香蕉、橘子等。

2. 忌用或少用食物　酒、浓茶、咖啡、辣椒、芥末、汽水、牛奶、豆浆、红薯、蔗糖、韭菜、芹菜、洋葱、糯米饭、年糕及腌、熏、煎炸类食物等。

三、肾病综合征的营养治疗与膳食

（一）概述

肾病综合征可由多种病因引起，以肾小球基膜通透性增加，伴肾小球滤过率降低等肾小球病变为主的一组临床表现相似的综合征，典型表现为大量蛋白尿、低蛋白血症、高度水肿、高脂血症等"三高一低"症状。

（二）营养膳食原则

根据本病的临床特征，营养治疗主要针对水肿与营养不良，补充营养，纠正"三高一低"。

1. 适宜的蛋白质　肾功能正常的成人，蛋白质的摄入量为 0.8g/（kg·d），血浆蛋白低于正常者，除供给患者正常需要量外，还需要弥补尿蛋白的丢失，一般应适当增加蛋白质的摄入量，但供给量不宜超过 1.5g/（kg·d），同时优质蛋白的量应占总蛋白量的 60%～70%。一旦出现肾衰竭或氮质血症应立即限制蛋白质的摄入。

2. 限制钠盐摄入　根据患者的水肿及血压升高的程度，应给予少盐、无盐或少钠饮食。在使用大剂量激素治疗时，钠盐容易滞留而引起水肿，亦应适当限制食盐的摄入量。

3. 限制水分　严重水肿者应限制水分摄入并严格记录出入水量，水的摄入量以前一日尿量（ml）＋500ml 为宜。

4. 供给足够的能量　维持理想体重，一般按 30～35kcal/（kg·d）供给能量。

5. 适量脂肪　脂肪供能应占总能量的 20%以下。严重高脂血症患者应采用少油、低胆固醇饮食，多选用富含不饱和脂肪酸的植物油和鱼油。

6. 补充维生素和无机盐　患者钙的摄入量应大于 800mg/d，同时患者应多食用富含各种维生素、磷、钾、铁的食物以增强对疾病的抵抗能力。

（三）食物的选择

1. 宜选食物　新鲜蔬菜水果；富含维生素的食物；含钙、铁、锌等丰富的食物。

2. 忌用或少用食物　含盐食物如各类腌制食物等；含碱主食；含钠量高的蔬菜如白萝卜、菠菜、油菜等；葱、蒜、酒、辣椒等辛辣刺激的食物和调味品。

第8节　肿瘤的营养治疗与膳食

案例 7-8

患者，男性，58岁。主诉便血、头晕、乏力。一年前发现大便发黑带血，并未引起重视。本次因呕血入院，入院诊断为胃癌。

问题：请指导患者的营养治疗。

一、概　　述

恶性肿瘤是机体在多种致癌因素的作用下，导致细胞异常增生而形成的新生物，与吸烟、感染、职业暴露、环境污染、不合理膳食、遗传因素密切相关，因此，合理的饮食调理、营养支持能有效预防恶性肿瘤的发生。同时临床上，肿瘤患者营养不良的发生率相当高，表现为厌食、贫血、低蛋白血症、进行性体重下降等，因此，提供合理的饮食调理、营养支持，可以起到延长患者生存时间，改善生存质量，延缓癌症进展的基础辅助治疗作用，对大多数营养不良的肿瘤患者有积极意义。

二、营养膳食原则

肿瘤患者营养治疗的目的是维持机体的营养，增强机体的抗病能力，使其能够接受手术、放疗或化疗以利于疾病的康复。

1. 能量　肿瘤患者大多存在营养不良现象，因此需要保证患者有足够的能量摄入，能量无明显消耗的患者可按 25～45kcal/（kg·d）供给；已有明显消耗的患者供给可达 50～60kcal/（kg·d）。

2. 蛋白质　肿瘤患者放疗期间正常细胞受到损伤，修复时需要蛋白质作为原料，蛋白质营养状况良好者可按 0.8～1.2g/（kg·d）供给；严重营养消耗者蛋白质供给量可达 1.5～2.0g/（kg·d）。

3. 脂肪　清淡饮食，脂肪摄入量以 1～1.2g/（kg·d）为宜，占总能量的 20%～25%，比例不宜过高，同时减少饱和脂肪酸的摄入。

4. 膳食纤维　腹腔放疗患者易出现便秘，因此每日需膳食纤维 10g 左右，多摄入新鲜蔬菜水果。

5. 维生素和无机盐　选择富含维生素 C 及 β-胡萝卜素的新鲜蔬菜及水果，在肿瘤治疗中起积极的辅助作用；多种肿瘤的发生与体内无机盐缺乏有关，可根据临床化验结果适当调整或补充。

6. 良好的饮食习惯　少量多餐，一日进食 4～5 次，多饮水，宜吃清淡少油、细软、易消化食物。

三、食物的选择

1. 宜选食物

（1）术后恢复期患者：应选择豆制品、蛋、奶、肉汤及新鲜蔬菜水果等。

（2）脾胃虚弱者：可选择大麦、大米、马铃薯、番茄、大枣、大豆、萝卜、卷心菜、鸡蛋等。

（3）白细胞、血小板下降的患者：可选择猪血、鸡蛋、甲鱼、大枣、花生等。

（4）恶心、呕吐的患者：可选芦根、扁豆等有降逆止呕作用的食物。

（5）免疫功能低下的患者：可选择木耳、香菇、蘑菇、猴头菇等菌类。

（6）放疗患者中反应严重、食欲缺乏、吞咽疼痛、口腔有溃疡者：宜选用绿豆汤、西瓜汁、梨汁、甘蔗汁等。

2. 忌用或少用食物

（1）腌制食物：咸鱼、咸蛋、咸菜等腌制食物。

（2）烧烤、熏制食物：烤羊肉、烤牛肉、烤鸭、烤乳猪、熏豆腐干、熏肉、熏肝、熏鱼、熏蛋等，因含苯并芘等致癌物，不宜多吃。

（3）葱、姜、狗肉、羊肉等热性食品和辛辣刺激食品。

小 结

疾病的营养治疗与膳食，是疾病治疗过程中的重要组成部分。本章主要介绍了疾病的概述、营养膳食的原则、食物的选择。详细介绍了肥胖症、骨质疏松症、糖尿病、痛风、高血压、胃炎和消化性溃疡、肾炎和肾病综合征及肿瘤的营养治疗和膳食。这些疾病在我国较为常见，熟悉相关营养因素及营养治疗和膳食在疾病中的重要作用，给予患者合适的营养支持，指导患者建立科学的营养指导，对疾病的防治有着重要的作用。

自 测 题

一、选择题

A_1/A_2 型题

1. 以下补钙效果最好的食物是（　　）
A. 牛奶
B. 谷类
C. 肉类
D. 蔬菜
E. 水果

2. 高血压的饮食要求是首先控制（　　）
A. 钾盐
B. 钠盐
C. 钙
D. 镁
E. 铁

3. 下列哪一种疾病患者应给予低嘌呤膳食（　　）
A. 高血压
B. 糖尿病
C. 冠心病
D. 肾炎
E. 痛风

4. 消化道溃疡者宜选择的食物是（　　）
A. 玉米
B. 芹菜
C. 韭菜
D. 生萝卜
E. 黄瓜

5. 缺铁性贫血患者宜选择的食物是（　　）
A. 白菜
B. 猪肝
C. 浓茶
D. 牛奶
E. 浓咖啡

6. 糖尿病治疗的基本方法是（　　）
A. 饮食治疗
B. 运动疗法
C. 口服降糖药物
D. 注射胰岛素
E. 定期检测血糖

7. 急性肾小球肾炎患者每天水分限制在（　　）
A. 1000ml 以下
B. 800ml 以下
C. 600ml 以下
D. 500ml 以下
E. 400ml 以下

8. 下列哪种营养缺乏可导致骨质疏松（　　）
A. 脂肪
B. 糖
C. 维生素 D
D. 铁
E. 膳食纤维

9. 维生素 C 因能促进胶原蛋白合成而促进伤口愈合，术后 0～3 天一般建议每日摄入（　　）
A. 1～2g
B. 2～5g
C. 0.1～0.5g
D. 0.1～0.2g
E. 2～3g

10. 患者，男性，39 岁。既往有慢性肾小球肾炎病史，因病情稳定上班。近日体检发现血压升高，双下肢水肿，慢性肾小球肾炎急性发作，该患者适宜的饮食是（　　）
A. 优质高蛋白饮食
B. 高磷饮食
C. 多补水
D. 低能量饮食
E. 高能量、优质低蛋白饮食

11. 我国糖尿病患者主要类型是（　　）
A. 1 型
B. 2 型
C. 妊娠型
D. 其他类型
E. 不确定

12. 骨质疏松的主要病因是（　　）
A. 缺钙
B. 缺铁
C. 缺乏维生素 C
D. 蛋白质摄入不足
E. 必需脂肪酸摄入不足

13. 肥胖患者**不宜**采用的烹调方式是（　　）

A. 蒸煮　　　　　B. 油炸

C. 汆　　　　　　D. 炖

E. 凉拌

14. 下列关于糖尿病患者的饮食**错误**的是（　　）

A. 控制总能量

B. 控制糖类

C. 多食 GI 指数高的食品

D. 限制脂肪

E. 保证蛋白质摄入

15. 下列哪项**不是**消化性溃疡的营养治疗原则（　　）

A. 营养全面合理

B. 避免刺激性过强、含纤维多、扩张胃肠食品

C. 少量多餐

D. 细嚼慢咽

E. 过酸、过甜、过咸食物均可食用

16. 急性肾炎宜少吃的食物（　　）

A. 大米　　　　　B. 山药

C. 土豆　　　　　D. 燕麦

E. 咸鱼

17. 肾病综合征的营养治疗叙述中，哪一项是**错误**的（　　）

A. 每日食盐不超过 8g

B. 蛋白质供给量 1.0g/（kg·d）

C. 限制饮水

D. 提供充足的能量

E. 膳食中脂肪宜用植物油

18. 下列哪项**不属于**慢性胃炎患者的饮食原则（　　）

A. 富营养易消化食物

B. 少量多餐，定时进餐

C. 忌酸辣、生冷、油炸食物

D. 主食以面食为主

E. 进餐心情舒畅，细嚼慢咽

19. 肾病综合征患者宜采用哪种饮食（　　）

A. 高蛋白　　　　B. 高脂肪

C. 高糖类　　　　D. 高胆固醇

E. 低蛋白

20. 下列哪项**不属于**慢性胃炎患者的饮食护理原则（　　）

A. 忌暴饮暴食

B. 宜少量多餐

C. 宜定时定量

D. 为帮助消化，餐后宜从事体力劳动

E. 胃酸低者多喝鸡汤和肉汤

21. 患者，男性，54 岁，午夜突发踇关节剧痛而惊醒。考虑可能为痛风，护士在指导患者膳食时，下列**不正确**的是（　　）

A. 控制饮食总量

B. 避免高嘌呤食物和进食高蛋白

C. 可适量的饮酒

D. 每天饮水量至少为 2000ml

E. 可适量饮用牛奶等碱性食物

22. 患者，女性，71 岁。近 1 年来腰背疼痛，久坐久立加重，诊断为骨质疏松。下列膳食营养指导中**不正确**的是（　　）

A. 多晒太阳

B. 高钙、高蛋白质饮食

C. 补充适量的磷

D. 大量运动，维持骨质和骨密度

E. 注意维生素 D 的供给

二、名词解释

1. 骨质疏松症

2. 痛风

三、简答题

1. 简述急慢性胃炎的营养膳食原则。

2. 如何利用饮食治疗预防骨质疏松？

3. 在痛风的营养治疗过程中，应选用低嘌呤饮食，请举例说明低嘌呤食物有哪些？

4. 简述肾病综合征的典型症状，并说明其营养膳食原则。

（王静波　沙明礼）

实 训 指 导

实训1 食谱编制

　　食谱编制是实现平衡膳食的一种具体措施，可以将各类人群的膳食营养素摄入量具体落实到用膳者的每日膳食中，使他们按照营养需要摄入足够的能量和各种营养素。

　　[**案例设计**] 一名年轻女教师，平时工作从事轻体力劳动，请利用营养成分计算法为其编制一份粗配食谱。

　　讨论：

　　[**实训目的**]

　　（1）掌握食谱编制的方法与步骤。

　　（2）学会对编制的食谱进行初步分析和评价。

　　[**实训准备**]

　　计算机、计算器。

　　[**操作流程**]

　　1. 确定一日总能量摄入量标准　在附录1中找出成年女性轻体力劳动者的能量推荐摄入量为1800kcal。

　　2. 计算一日糖类、蛋白质、脂肪应摄入量

　　（1）蛋白质的摄入量：在附录1中找出该女士蛋白质的推荐摄入量为55g，蛋白质产热比为55g×4kcal/g÷1800kcal×100%＝12%。

　　（2）脂肪摄入量：在附录1中查找出该女士脂肪的推荐摄入比例为20%～30%，根据个体情况，选择23%，脂肪的摄入量为1800kcal×23%÷9kcal/g＝46g。

　　（3）糖类的摄入量：糖类的摄入量为（1800kcal−55g×4kcal−46×9kcal）÷4kcal/g＝292g。

　　3. 根据日常食用习惯确定常用食物及用量　一般常用食物为牛奶250g、鸡蛋60g、蔬菜500g、水果200g等。根据《常见食物营养成分表》（附录2）计算这些食物中蛋白质、脂肪和糖类含量，见实训表1-1。

实训表1-1　食物用量计算表

食物	用量（g）	蛋白质（g）	脂肪（g）	糖类（g）
牛奶	250	250×3.0%▲＝7.5	250×3.2%▲＝8	250×3.4%▲＝8.5
鸡蛋	60	60×88%*×12.8%▲＝7	60×88%*×8.8%▲＝4.6	—
蔬菜	500	—	—	500×87%*×3.2%▲＝14
水果	200	—	—	200×76%*×13.5%▲＝20.5
谷薯类	322	322×7.7%▲＝25	—	292−（8.5＋14＋20.5）＝249
肉类	76	55−（7.5＋7＋25）＝15.5	76×6.2%▲＝4.7	—
食油	29	—	46−（8＋4.6＋4.7）＝28.7≈29	—
合计		55	46	292

　　▲为查"常用食物营养成分表"的营养素含量；*为可食部，蔬菜以白菜计，水果以苹果计，肉类以肥瘦猪肉计，谷薯类以粳米（标一）计。

4. 计算主食（谷薯类）用量　因通过牛奶、鸡蛋、蔬菜及水果已提供糖类 43g（8.5＋14＋20.5＝43），而全日需糖类为 292g，不足之数 249g（292-43＝249）由谷薯类补充。即全日谷薯类用量为 249g÷77.2%＝322g（77.2%为粳米中糖类含量）。

5. 计算副食（肉类）、油脂用量　计算方法同上。

（1）肉类用量：每天蛋白质供给量减去牛奶、鸡蛋、谷薯类中的蛋白质含量，得肉类蛋白质含量，即 55-（7.5＋7＋25）＝15.5g，肉类用量为 15.5g÷20.3%＝76g（20.3%为瘦猪肉中蛋白质含量）。

（2）油脂用量：油脂用量为脂肪摄入量减去牛奶、鸡蛋、肉类中的脂肪含量，即 46-（8＋4.6＋4.7）＝28.7≈29g。

6. 确定餐次，制订食谱　以实训表 1-1 计算得出的主副食用量为基础，按一日三餐，粗配食谱，结果见实训表 1-2。

实训表 1-2　成年女性粗配食谱表

早餐			中餐			晚餐		
食谱	食物	重量（g）	食谱	食物	重量（g）	食谱	食物	重量（g）
菜包	面粉	100	米饭	粳米	122	烙饼	面粉	100
	猪肉	21	肉片炒黄瓜	猪肉	30	西红柿蛋汤	鸡蛋	60
	大白菜	25		黄瓜	100		西红柿	100
榨菜	榨菜	25	炒白菜	白菜	150	肉丝炒芹菜	鸡肉	25
							芹菜	100
牛奶	牛奶	250	苹果	苹果	100	香蕉	香蕉	100
全天用油			29g					

［实训评价］

1. 评价与食谱调整　根据粗配食谱中选用的食物用量，计算该食谱的营养成分并与食用者的营养素摄入量标准进行比较。如食谱不符合要求，则应进行调整，直到符合要求。

2. 编制一周食谱　一日食谱确定后，可根据食用者饮食习惯、市场供应情况等因素采用同类食物互换或用不同的烹调方法，编制出一周食谱。

［注意事项］

（1）本次学习的内容只是粗配食谱的制作方法，如有需要，应根据调查对象的实际情况适当做出调整。

（2）食谱制作过程计算较多，应力求准确。

（3）对于食谱表中的菜品，可用食物交换份法进行食物的同类互换。

［实训作业］

按照学习到的食谱制订方法，尝试着为中专生制订一份食谱表。

（周翠如）

实训2　膳食调查

　　膳食调查是营养调查的重要组成部分，用于了解某一人群或个体的膳食摄入和营养水平，以判断其当前营养状况。

[**案例设计**] 某中专学校二年级男生，身高 170cm、体重 75kg，请利用 24 小时膳食回顾法对其近 3 天的膳食情况进行调查与评价。

[**实训目的**]

（1）掌握膳食调查的基本方法。

（2）熟悉膳食调查记录和计算的一般步骤。

（3）学会对膳食调查结果进行分析和评价。

[**实训准备**]

1．物品　中国食物成分表或营养计算软件、食物模型、标准容器。

2．器械　计算机、计算器。

[**操作流程**]

（1）采用 24 小时回顾法，同桌之间相互记录一日摄入的食物名称、重量。各种饭菜要折合成食物原料重量，见实训表 2-1，市场购买的熟食、水果和包装食品可按照实际重量计算。

实训表 2-1　学生一日膳食组成

餐次	饭菜名称	食物原料名称	原料重量（g）

常见食物重量估计见实训表 2-2。

实训表 2-2　常见食物重量估计

食物名称	单位	重量（生重）		备注
		克	两	
大米饭	1 小标准碗	75	1.5	碗直径 12cm
	1 大标准碗	100	3	碗直径 16cm
大米粥	1 小标准碗	30	0.6	
	1 大标准碗	50	1	
馒头	1 个	100	2	自制品按大小折算
面条（湿切面）	1 小标准碗	30	0.6	每斤湿面条折合面粉 0.8 斤
	1 大标准碗	50	1	
面条（干切面）	1 小标准碗	75	1.5	干面条按面粉重量计算
	1 大标准碗	100	2	
包子	1 个	50	1	小笼包 3~4 个/两
饺子	平均 6 个	50	1	面粉重量，不包括馅
馄饨	9~10 个	50	1	面粉重量，不包括馅
油条	1 根	50	1	
油饼	1 个	70~80	1.4~1.6	
鸡蛋	1 个	50		
苹果	1 个	150		
蔬菜	1 份	100~150		

（2）填入一日三餐摄取的食物名称、重量，见实训表 2-3。

查食物成分表或应用营养计算软件，计算一日膳食中能量和各种营养素的摄取量。

实训表 2-3　一日膳食食物成分计算表

餐次	食物名称	重量（g）	可食部（%）	蛋白质（g）	脂肪（g）	糖类（g）	能量（kcal）	钙（mg）	铁（mg）	胡萝卜素（μg）	维生素A（μgRE）	维生素B$_1$（mg）	维生素B$_2$（mg）	烟酸（mg）	维生素C（mg）
合计															

（3）膳食中能量和各种营养素的摄入量与推荐摄入量比较并进行评价，见实训表 2-4。

实训表 2-4　膳食营养素评价表

营养素	蛋白质（g）	脂肪（g）	糖类（g）	能量（kcal）	钙（mg）	铁（mg）	胡萝卜素（μg）	维生素A（μgRE）	维生素B$_1$（mg）	维生素B$_2$（mg）	烟酸（mg）	维生素C（mg）
摄入量												
推荐量												
摄入量/推荐量（×100%）												

（4）膳食结构与中国居民平衡膳食宝塔（2016）比较，见实训表 2-5。

实训表 2-5　膳食结构与中国居民平衡膳食宝塔比较

食物类别	摄入量（g）	平衡膳食宝塔建议量（g）	比较（±%）
谷薯类及杂豆		250～400	
蔬菜类		300～500	
水果类		200～350	
畜禽类		40～75	
鱼虾类		40～75	
蛋类		40～50	
奶制品类		300	
豆类及坚果		25	
油		25～30	
盐		6	
糖类		50	

（5）计算能量的食物来源，实训表 2-6。

实训表 2-6　能量的食物来源

食物来源	提供能量（kcal）	占总能量的比例（%）
谷类		
其他植物性食物		
动物性食物		
纯能量食物		
合计		

（6）计算蛋白质的食物来源，见实训表 2-7，膳食中动物性蛋白质和大豆蛋白质总量应占蛋白质摄入总量的 1/3 以上。

实训表 2-7   蛋白质的食物来源

食物来源	蛋白质提供量（g）	占蛋白质摄入总量的比例（%）
动物类		
大豆类		
粮谷类		
蔬菜类		
合计		

（7）计算产能营养素占总能量的比例，见实训表 2-8，糖类提供的热能应占总能量的 55%～65%，蛋白质占 10%～15%，脂肪占 20%～30%。

实训表 2-8   能量的来源

类别	摄入量	产生能量（kcal）	占总能量的比例（%）	标准（%）
蛋白质				10～15
脂肪				20～30
糖类				55～65
合计				100

（8）计算三餐能量分配，见实训表 2-9，一般情况下，早餐提供能量占全天总能量的 25%～30%、午餐 40%、晚餐 30%～35%。

实训表 2-9   一日三餐能量分配

餐次	摄入量（kcal）	占全天能量总摄入量的比例（%）	标准（%）
早餐			25～30
午餐			40
晚餐			30～35
合计			100

［实训评价］

（1）调查对象的一日膳食中营养素和能量的摄入是否符合膳食营养素参考摄入量标准？

（2）调查对象摄入的营养素和能量是否充足？

（3）调查对象摄入的优质蛋白比例？

（4）调查对象一日三餐的能量分配是否合理，如不合理应如何调整？

［注意事项］

（1）调查者应先按照时间顺序引导回忆之前 24 小时所食用的所有食品，重点提醒有无零食、饮料等易忽略食品。如遇到面包、咖啡、蛋糕等食品时，应仔细询问面包是否涂抹黄油、果酱，咖啡是否添加糖、奶、奶油等信息，必要时需详细记录食品的品牌、名称与规格，便于后期复查。

（2）如受访者用餐地点为餐厅，受访者无法准确说出食物原料及重量，必要时可访问或致电该餐厅。

（3）完成常规餐食调查后，应询问受访者是否单独服用维生素、微量元素类营养品、蛋白质饮料等。

［实训作业］

同桌之间模拟陌生人互相进行连续三天的 24 小时回顾法膳食调查。

（陈　方）

实训3　营养教育

营养教育可以提高社区居民对营养与健康的认识，纠正营养缺乏和不平衡，使社区人群的营养健康状况和生活质量有所改善。

［案例设计］ 中国社会已进入老龄化社会，老年人中高血压、高血脂、糖尿病等慢性病发病率不断升高，合理营养对老年人保持身体健康、预防慢性病有非常重要的意义。请选择某一社区老年人群体开展营养教育。

［实训目的］

（1）了解社区营养教育的目的及意义。

（2）掌握社区营养教育的步骤。

（3）学会对社区营养教育的结果进行评价，并提出改进建议。

［实训准备］

1. 物品　铅笔，碳素笔，笔记本，社区居民营养与健康调查表。

2. 器械　计算机（数据录入和分析）。

3. 环境　需要社区居民的积极配合。

［操作流程］

以某个社区为例，让学生收集社区人群资料，了解社区居民基本情况，包括身体状况、饮食习惯、文化程度、经济收入、作息时间、学习能力等。

1. 收集资料　为收集社区居民的营养健康资料，制定社区居民营养与健康调查表见实训表 3-1。

实训表 3-1　社区居民营养与健康调查表

一、个人基本情况
1. 姓名：_____　　　　身份证号：_____
2. 性别：□男　□女
3. 身高：____cm，体重：____kg
4. 民族：□汉族　□满族　□回族　□其他（____族）
5. 文化程度：□小学　□初中　□高中或中专　□大专　□本科　□研究生
6. 出生日期：____年____月____日（□阳历　□阴历）；年龄____（周岁）
7. 家庭住址：____省____市____区（乡、镇）____街道（村）
8. 您有下列疾病困扰吗？
A. 肥胖症　B. 高血压　C. 高血脂　D. 心脑血管疾病　E. 脂肪肝
F. 糖尿病　G. 骨质疏松　　H. 痛风　　I. 胆结石　　J. 贫血
K. 便秘　　L. 经常感冒 其他____

续表

二、饮食习惯

1. 您是否吃早餐? ＿＿

A. 天天吃　　　　　　　B. 有时吃　　　　　　C. 很少吃　　　　　D. 从来不吃

2. 您吃午餐的方式主要是? ＿＿

A. 单位食堂　　　　　　B. 洋快餐　　　　　　C. 带饭　　　　　　D. 回家吃

E. 与同事餐馆就餐　　　F. 只吃蔬菜、水果　　G. 不吃　　　　　　其他＿＿

3. 您吃晚餐的方式是? ＿＿

A. 不吃　　　　　　　　B. 餐馆吃　　　　　　C. 单位食堂　　　　D. 回家做饭吃

E. 只吃蔬菜、水果

4. 您有吃夜宵的习惯吗? ＿＿

A. 天天吃　　　　　　　B. 有时吃　　　　　　C. 很少吃　　　　　D. 从来不吃

5. 您是否认为自己有偏食的习惯? □有　□没有

您偏食何种食物? ＿＿

6. 您的主食一般是以＿＿

A. 大米白面为主　　　　B. 粗粮为主　　　　　C. 薯类为主　　　　D. 三者基本等量

7. 您吃粗粮食品的次数为＿＿?

A. 天天吃　　　　　　　B. 每周三次以上　　　C. 每周两次以下　　D. 基本不吃

8. 您经常吃鸡蛋吗? ＿＿每次吃几个＿＿

A. 天天吃, 1个　　　　　　　　　　　B. 每周3次以上, 2个

C. 每周两次以下, 3个　　　　　　　　D. 基本不吃

9. 您经常吃动物性食物吗? ＿＿

A. 天天吃　　　　　　　B. 每周三次以上　　　C. 每周两次以下　　D. 基本不吃

10. 您有素食倾向吗? □有　□没有

11. 您平均每天绿叶蔬菜吃多少? ＿＿

A. 200g 以下　　　　　B. 200～500g　　　　C. 500g 以上　　　D. 基本不吃

调查日期:　　年　　月　　日　　　　　　　　　　　　　　　调查员: ＿＿＿＿＿＿

2. 确定营养教育目标　根据资料收集情况,确定本次社区营养教育的目的、目标。

3. 制订营养教育计划　小组展开充分讨论,根据营养教育目标制定社区营养教育计划,编写营养教育讲座稿,以小组为单位模拟进行社区营养教育讲座。

[实训评价]

(1)确定教育对象,明确教育目标,选择适当的教育内容。

(2)制订社区营养教育计划,包括教育对象、教育目的、宣传内容、实施计划安排等内容。

(3)编写营养教育讲座稿,内容体现营养教育目的及目标。

(4)社区居民营养健康教育近期效果评价调查表,体现受教育对象知识、态度、信息、服务的变化。

[注意事项]

对社区居民进行调查时,选择的对象应具有代表性并达到一定数量,如可以选择某一年龄段的人群。

[实训作业]

对你自己所在社区(楼宇)45～65岁居民开展一次营养教育。

(陈　方)

实训4 糖尿病患者食谱编制

饮食治疗是糖尿病治疗中最基本的治疗方法,而掌握糖尿病患者食谱编制的方法有利于糖尿病患者更好地控制血糖。

[**案例设计**] 患者,男性,52 岁,身高 171cm,体重 79kg,职业司机(中体力活动)。患者有糖尿病病史 10 余年,单纯饮食治疗。近日身感乏力,多饮多尿。检查:空腹血糖 9.15mmol/L,血压、血脂和肝肾功能未见明显异常。

[**实训目的**]

(1)了解糖尿病患者食谱编制的目的和重要性。

(2)熟悉糖尿病食物交换份法。

(3)掌握糖尿病膳食治疗原则和糖尿病患者编制食谱的步骤和方法。

[**实训准备**]

1. 物品 中国食物成分表或营养计算软件、食物模型、标准容器。

2. 器械 计算机、计算器。

[**步骤和方法**]

1. 判断患者体型见实训表 4-1 体质指数(BMI)=体重(kg)/[身高(m)]^2

实训表 4-1 正常成人体质指数参照标准

BMI	我国评价标准
消瘦	<18.5
正常	18.5~23.9
超重	24~27.9
肥胖	≥28

2. 查表确定患者一日所需总能量 根据劳动强度、年龄、体型等因素,查表 7-2 确定其平均每日能量供给量。

3. 计算糖类、蛋白质、脂肪的需要量 根据热能系数和供能比例计算糖类、蛋白质和脂肪的一日供给量。

4. 确定食物总量(食物交换份法) 物交换份法是目前国内外普遍采用的制定糖尿病患者食谱的方法。

食物交换份法是将常用食物按照来源、性质分为谷薯类、果蔬类、鱼肉蛋类、豆乳类、油脂类五大类,并规定了各类食物每 1 份所含的主要营养素和能量的等值交换表,其中同一表中各种食物的"交换份"重量不一样,但每个食物交换份所产生的能量基本相同(80~90kcal)。同类食物或含有营养素比例相近的不同类食物可以任意互换。

查实训表 4-2,确定一日各类食物总量及交换份数。

实训表 4-2 不同能量所需的各类食物变换份数表

总能量(kcal)	交换单位(份)	谷薯类	果蔬类	鱼肉蛋类	豆乳类	油脂类
1000	11	6	1	2	1	1
1200	13	8	1	2	1	1

续表

总能量（kcal）	交换单位（份）	谷薯类	果蔬类	鱼肉蛋类	豆乳类	油脂类
1400	16	9	1	3	1.5	1.5
1600	18	10	1	3.5	2	1.5
1800	20	12	1	3.5	2	1.5
2000	22	13	1	4	2	2
2200	24	15	1	4	2	2
2400	27	17	1	4.5	2	2.5

（1）等值谷薯类交换见实训表 4-3（每份谷薯类提供蛋白质 2g，糖类 20g，热量 90kcal）。

实训表 4-3　谷薯类食物的能量等值交换份表

食物	重量（g）	食物	重量（g）
大米、小米、糯米、薏米	25	绿豆、红豆、芸豆、干豌豆	25
高粱米、玉米渣	25	干粉条、干莲子	25
面粉、米粉、玉米面	25	油条、油饼、苏打饼干	25
混合面	25	烧饼、烙饼、馒头	35
燕麦片、莜麦面	25	咸面包、窝头	35
荞麦面、苦荞面	25	生面条、魔芋生面条	35
各种挂面	25	马铃薯	100
龙须面	25	湿粉皮	150
通心粉	25	鲜玉米	200

（2）等值果蔬类交换见实训表 4-4（每份果蔬类提供蛋白质 5g，糖类 17g，热量 90kcal）。

实训表 4-4　果蔬类食物的能量等值交换份表

食物	重量（g）	食物	重量（g）
大白菜、圆白菜、菠菜、油菜	500	白萝卜、青椒、茭白、冬笋	400
韭菜、茴香、茼蒿	500	倭瓜、南瓜、菜花	350
芹菜、莴笋、油菜苔	500	扁豆、洋葱、蒜苗	250
西葫芦、西红柿、冬瓜、苦瓜	500	胡萝卜	200
黄瓜、茄子、丝瓜	500	山药、藕	150
绿豆芽、鲜蘑、水浸海带	500	芋头、毛豆	100
柿子、香蕉、鲜荔枝（带皮）	150	李子、杏、葡萄（带皮）	200
梨、桃、猕猴桃、苹果（带皮）	200	草莓	300
橘子、橙子、柚子（带皮）	200	西瓜	500

（3）等值鱼肉蛋类交换见实训表 4-5（每份鱼肉蛋类提供蛋白质 9g，脂肪 6g，热量 90kcal）。

实训表 4-5　鱼肉蛋白类食物的能量等值交换份表

食物	重量（g）	食物	重量（g）
熟火腿、香肠	20	鸡蛋粉	15
肥瘦猪肉	25	鸡蛋、鸭蛋、松花蛋	60
熟叉烧肉（无糖）、午餐肉	35	鹌鹑蛋（6个）	60
熟酱牛肉、熟酱鸭、大肉肠	35	鸡蛋清	150
瘦猪、牛、羊肉	50	带鱼	80
排骨	50	草鱼、鲤鱼、甲鱼、比目鱼	80
鸭肉、鹅肉	50	大黄鱼、鳝鱼、鲫鱼	80
兔肉	100	对虾、青虾、仙贝	80
蟹肉、水浸鱿鱼	100	水浸海参	350

（4）等值豆乳类交换见实训表 4-6（每份豆乳类提供蛋白质 7g，脂肪 4g，糖类 5g，热量 90kcal）。

实训表 4-6　豆乳类食物的能量等值交换份表

食物	重量（g）	食物	重量（g）
腐竹	20	北豆腐	100
大豆（黄豆）	25	南豆腐（嫩豆腐）	150
大豆粉	25	豆浆（1份黄豆加8份水）	400
豆腐丝、豆腐干	50	牛奶	160
奶粉	20	羊奶	160
脱脂奶粉	25	无糖酸奶	130
奶酪	25		

（5）等值油脂类交换见实训表 4-7（每份油脂类提供脂肪 10g，热量 90kcal）。

实训表 4-7　油脂类食物的能量等值交换份表

食物	重量（g）	食物	重量（g）
花生油、香油（1汤匙）	10	猪油	10
玉米油、菜籽油（1汤匙）	10	牛油	10
豆油	10	羊油	10
红花油（1汤匙）	10	黄油	10
核桃、杏仁	25	葵花子（带壳）	25
花生米	25	西瓜子（带壳）	40

5．餐次及用量安排　少量多餐，定时定量，确定每餐用量，如为三餐则能量安排为早餐 25%，中餐 40%，晚餐 30%，点心 5%。

6．食物选择　按每份食物等值交换份表选择食物，应选择 GI 较低的食物，见表 7-2。

[实训评价]

确定食谱后评价其是否科学合理，包括食谱中所含五大类食品是否齐全，种类是否多样化，重量是否合适，营养素供给是否适宜，餐次安排及配比是否合理，如食谱设计中有不足之处则需要进行调整。

[**注意事项**]

（1）食物应低脂、低盐、低糖。不宜采用耗油多的烹调方法。

（2）如吃零食，应计入食物总量中。不宜吃瓜子、花生等脂肪含量高的零食。

（3）一般情况下禁食精制糖，如白糖、蜂蜜等。

（4）市售无糖食品只是在加工过程中没有额外加入糖，食物本身所含糖类并没有除去，不宜过量食用，且食用量应计入全天食物总量。

[**实训作业**]

假设同桌为糖尿病患者，为同桌编制一份合适的食谱。

（王静波）

参 考 文 献

宾映初，马景丽．2014．营养与膳食．第2版．北京：科学出版社

何宏．2017．烹饪营养教程．北京：中国轻工业出版社

贺生，刘俊须．2014．营养与膳食．北京：科学出版社

季兰芳．2016．营养与膳食．第3版．北京：人民卫生出版社

蒋连芬．2015．营养与膳食．北京：人民卫生出版社

景兴科．2017．营养与膳食．北京．中国科学技术出版社

李海英．2017．饮食营养与卫生．第4版．北京：中国劳动社会保障出版社

林杰．2016．公共营养．北京：人民卫生出版社

刘定梅．2016．营养学基础．第3版．北京：科学出版社

王忠福．2015．营养与膳食．第3版．北京．人民卫生出版社

魏玉秋，戚林．2016．营养与膳食．第3版．北京：科学出版社

张爱珍．2012．临床营养学．第3版．北京．人民卫生出版社

附录 1 中国居民膳食营养素参考（DRIs）摄入量表（2013 版）

附表1-1 中国居民膳食能量需要量（EER）

| 人群 | 能量（MJ/d） | | | | | | 能量/（kcal/d） | | | | | |
| | 男 | | | 女 | | | 男 | | | 女 | | |
	身体活动水平（轻）	身体活动水平（中）	身体活动水平（重）	身体活动水平（轻）	身体活动水平（中）	身体活动水平（重）	身体活动水平（轻）	身体活动水平（中）	身体活动水平（重）	身体活动水平（轻）	身体活动水平（中）	身体活动水平（重）
0岁~		0.38MJ/（kg·d）			0.38MJ/（kg·d）			90kcal/（kg·d）			90kcal/（kg·d）	
0.5岁~		0.33MJ/（kg·d）			0.33MJ/（kg·d）			80kcal/（kg·d）			80kcal/（kg·d）	
1岁~		3.77			3.35			900			800	
2岁~		4.60			4.18			1 100			1 000	
3岁~		5.23			5.02			1 250			1 200	
4岁~		5.44			5.23			1 300			1 250	
5岁~		5.86			5.44			1 400			1 300	
6岁~	5.86	6.69	7.53	5.23	6.07	6.90	1 400	1 600	1 800	1 250	1 450	1 650
7岁~	6.28	7.11	7.95	5.65	6.49	7.32	1 500	1 700	1 900	1 350	1 550	1 750
8岁~	6.90	7.74	8.79	6.07	7.11	7.95	1 650	1 850	2 100	1 450	1 700	1 900

续表

人群	能量（MJ/d）						能量 / (kcal/d)					
	男			女			男			女		
	身体活动水平（轻）	身体活动水平（中）	身体活动水平（重）	身体活动水平（轻）	身体活动水平（中）	身体活动水平（重）	身体活动水平（轻）	身体活动水平（中）	身体活动水平（重）	身体活动水平（轻）	身体活动水平（中）	身体活动水平（重）
9岁~	7.32	8.37	9.41	6.49	7.53	8.37	1 750	2 000	2 250	1 550	1 800	2 000
10岁~	7.53	8.58	9.62	6.90	7.95	9.00	1 800	2 050	2 300	1 650	1 900	2 150
11岁~	8.58	9.83	10.88	7.53	8.58	9.62	2 050	2 350	2 600	1 800	2 050	2 300
14岁~	10.46	11.92	13.39	8.37	9.62	10.67	2 500	2 850	3 200	2 000	2 300	2 550
18岁~	9.41	10.88	12.55	7.53	8.79	10.04	2 250	2 600	3 000	1 800	2 100	2 400
50岁~	8.79	10.25	11.72	7.32	8.58	9.83	2 100	2 450	2 800	1 750	2 050	2 350
65岁~	8.58	9.83	—a	7.11	8.16	—	2 050	2 350	—	1 700	1 950	—
80岁~	7.95	9.20	—	6.28	7.32	—	1 900	2 200	—	1 500	1 750	—
孕妇（早）	—	—	—	+0b	+0	+0	—	—	—	+0	+0	+0
孕妇（中）	—	—	—	+1.26	+1.26	+1.26	—	—	—	+300	+300	+300
孕妇（晚）	—	—	—	+1.88	+1.88	+1.88	—	—	—	+450	+450	+450
乳母	—	—	—	+2.09	+2.09	+2.09	—	—	—	+500	+500	+500

a.　未制订参考值者用"—"表示

b.　"+"表示在同龄人群参考值基础上额外增加量

附表1-2　中国居民膳食蛋白质参考摄入量（DRIs）

人群	EAR/（g/d）		RNI/（g/d）	
	男	女	男	女
0 岁～	—[a]	—	9（AI）	9（AI）
0.5 岁～	15	15	20	20
1 岁～	20	20	25	25
2 岁～	20	20	25	25
3 岁～	25	25	30	30
4 岁～	25	25	30	30
5 岁～	25	25	30	30
6 岁～	25	25	35	35
7 岁～	30	30	40	40
8 岁～	30	30	40	40
9 岁～	40	40	45	45
10 岁～	40	40	50	50
11 岁～	50	45	60	55
14 岁～	60	50	75	60
18 岁～	60	50	65	55
50 岁～	60	50	65	55
65 岁～	60	50	65	55
80 岁～	60	50	65	55
孕妇（早）	—	+0[b]	—	+0
孕妇（中）	—	+10	—	+15
孕妇（晚）	—	+25	—	+30
乳母	—	+20	—	+25

a. 未制订参考值者用"—"表示
b. "+"表示在同龄人群参考值基础上额外增加量

附表 1-3　中国居民膳食碳水化合物、脂肪酸参考摄入量（DRIs）

人群	总糖类/（g/d）	亚油酸/（%E[b]）	α-亚麻酸/（%E）	EPA＋DHA/（g/d）
	EAR	AI	AI	AI
0 岁～	60（AI）	7.3（0.15g[c]）	0.87	0.10[d]
0.5 岁～	85（AI）	6.0	0.66	0.10[d]
1 岁～	120	4.0	0.60	0.10[d]
4 岁～	120	4.0	0.60	—
7 岁～	120	4.0	0.60	—
11 岁～	150	4.0	0.60	—
14 岁～	150	4.0	0.60	—
18 岁～	120	4.0	0.60	—
50 岁～	120	4.0	0.60	—
65 岁～	—[a]	4.0	0.60	—
80 岁～	—	4.0	0.60	—
孕妇（早）	130	4.0	0.60	0.25（0.20[d]）
孕妇（中）	130	4.0	0.60	0.25（0.20[d]）
孕妇（晚）	130	4.0	0.60	0.25（0.20[d]）
乳母	160	4.0	0.60	0.25（0.20[d]）

a. 未制订参考值者用"—"表示
b. %E 为占能量的百分比
c. 为花生四烯酸
d. DHA
注：我国 2 岁以上儿童及成人膳食中来源于食品工业加工产生的反式脂肪酸的 UL 为＜1%E

附表1-4 中国居民膳食常量元素参考摄入量（DRIs）

人群	钙/（mg/d）			磷/（mg/d）			钾/（mg/d）		钠/（mg/d）		镁/（mg/d）		氯/（mg/d）
	EAR	RNI	UL	EAR	RNI	UL^c	AI	PI	AI	PI	EAR	RNI	AI
0岁~	—^a	200（AI）	1000	—	100（AI）	—	350	—	170	—	—	20（AI）	260
0.5岁~	—	250（AI）	1500	—	180（AI）	—	550	—	350	—	—	65（AI）	550
1岁~	500	600	1500	250	300	—	900	—	700	—	110	140	1100
4岁~	650	800	2000	290	350	—	1200	2100	900	1200	130	160	1400
7岁~	800	1000	2000	400	470	—	1500	2800	1200	1500	180	220	1900
11岁~	1000	1200	2000	540	640	—	1900	3400	1400	1900	250	300	2200
14岁~	800	1000	2000	590	710	—	2200	3900	1600	2200	270	320	2500
18岁~	650	800	2000	600	720	3500	2000	3600	1500	2000	280	330	2300
50岁~	800	1000	2000	600	720	3500	2000	3600	1400	1900	280	330	2200
65岁~	800	1000	2000	590	700	3000	2000	3600	1400	1800	270	320	2200
80岁~	800	1000	2000	560	670	3000	2000	3600	1300	1700	260	310	2000
孕妇（早）	+0^b	+0	2000	+0	+0	3500	+0	3600	+0	2000	+30	+40	+0
孕妇（中）	+160	+200	2000	+0	+0	3500	+0	3600	+0	2000	+30	+40	+0
孕妇（晚）	+160	+200	2000	+0	+0	3500	+0	3600	+0	2000	+30	+40	+0
乳母	+160	+200	2000	+0	+0	3500	+400	3600	+0	2000	+0	+0	+0

a. 未制订参考值者用"—"表示
b. "+"表示在同龄人群参考值基础上额外增加量
c. 有些营养素未制定可耐受最高摄入量，主要是因为研究资料不充分，并不表示过量摄入没有健康风险

附表1-5　中国居民膳食微量元素参考摄入量（DRIs）

人群	铁/(mg/d)					碘/(μg/d)			锌/(mg/d)					硒/(μg/d)			铜/(mg/d)			氟/(mg/d)		铬/(μg/d)	锰/(mg/d)		钼/(μg/d)		
	EAR 男	EAR 女	RNI 男	RNI 女	UL[c]	EAR	RNI	UL	EAR 男	EAR 女	RNI 男	RNI 女	UL	EAR	RNI	UL	EAR	RNI	UL	AI	UL	AI	AI	UL	EAR	RNI	UL
0岁~	—[a]	—	0.3（AI）	0.3（AI）	—	—	85（AI）	—	—	—	2.0（AI）	2.0（AI）	—	—	15（AI）	55	—	0.3（AI）	—	0.01	—	0.2	0.01	—	—	2（AI）	—
0.5岁~	7	7	10	10	—	—	115（AI）	—	2.8	2.8	3.5	3.5	—	—	20（AI）	80	—	0.3（AI）	—	0.23	—	4.0	0.7	—	—	15（AI）	—
1岁~	6	6	9	9	25	65	90	—	3.2	3.2	4.0	4.0	8	20	25	100	0.25	0.3	2	0.6	0.8	15	1.5	—	35	40	200
4岁~	7	7	10	10	30	65	90	200	4.6	4.6	5.5	5.5	12	25	30	150	0.30	0.4	3	0.7	1.1	20	2.0	3.5	40	50	300
7岁~	10	10	13	13	35	65	90	300	5.9	5.9	7.0	7.0	19	35	40	200	0.40	0.5	4	1.0	1.7	25	3.0	5.0	55	65	450
11岁~	11	14	15	18	40	75	110	400	8.2	7.6	10.0	9.0	28	45	55	300	0.55	0.7	6	1.3	2.5	30	4.0	8.0	75	90	650
14岁~	12	14	16	18	40	85	120	500	9.7	6.9	11.5	8.5	35	50	60	350	0.60	0.8	7	1.5	3.1	35	4.5	10	85	100	800
18岁~	9	15	12	20	42	85	120	600	10.4	6.1	12.5	7.5	40	50	60	400	0.60	0.8	8	1.5	3.5	30	4.5	11	85	100	900
50岁~	9	9	12	12	42	85	120	600	10.4	6.1	12.5	7.5	40	50	60	400	0.60	0.8	8	1.5	3.5	30	4.5	11	85	100	900
65岁~	9	9	12	12	42	85	120	600	10.4	6.1	12.5	7.5	40	50	60	400	0.60	0.8	8	1.5	3.5	30	4.5	11	85	100	900
80岁~	9	9	12	12	42	85	120	600	10.4	6.1	12.5	7.5	40	50	60	400	0.60	0.8	8	1.5	3.5	30	4.5	11	85	100	900
孕妇（早）	—	+0[b]	—	+0	42	+75	+110	600	—	+1.7	—	+2.0	40	+4	+5	400	+0.10	+0.1	8	+0	3.5	+1.0	+0.4	11	+7	+10	900
孕妇（中）	—	+4	—	+4	42	+75	+110	600	—	+1.7	—	+2.0	40	+4	+5	400	+0.10	+0.1	8	+0	3.5	+4.0	+0.4	11	+7	+10	900
孕妇（晚）	—	+7	—	+9	42	+75	+110	600	—	+1.7	—	+2.0	40	+4	+5	400	+0.10	+0.1	8	+0	3.5	+6.0	+0.4	11	+7	+10	900
乳母	—	+3	—	+4	42	+85	+120	600	+3.8	+3.8	+4.5	+4.5	40	+15	+18	400	+0.50	+0.6	8	+0	3.5	+7.0	+0.3	11	+3	+3	900

a. 未制定参考值者用"—"表示
b. "+"表示在同龄人群参考值基础上额外增加量
c. 有些营养素未制定可耐受最高摄入量，主要是因为研究资料不充分，并不表示过量摄入没有健康风险

附表1-6　中国居民膳食脂溶性维生素参考摄入量（DRIs）

人群	维生素A/（μgRAE/d）[c]					维生素D/（μg/d）			维生素E/（mgα-TE/d）[d]		维生素K/（μg/d）
	EAR		RNI		UL[f]	EAR	RNI	UL	AI	UL[e]	AI
	男	女	男	女							
0岁~	—[a]	—	300（AI）		600	—	10（AI）	20	3	—	2
0.5岁~	—	—	350（AI）		600	—	10（AI）	20	4	—	10
1岁~	220		310		700	8	10	20	6	150	30
4岁~	260		360		900	8	10	30	7	200	40
7岁~	360		500		1 500	8	10	45	9	350	50
11岁~	480	450	670	630	2 100	8	10	50	13	500	70
14岁~	590	450	820	630	2 700	8	10	50	14	600	75
18岁~	560	480	800	700	3 000	8	10	50	14	700	80
50岁~	560	480	800	700	3 000	8	10	50	14	700	80
65岁~	560	480	800	700	3 000	8	15	50	14	700	80
80岁~	560	480	800	700	3 000	8	15	50	14	700	80
孕妇（早）	—	+0[b]	—	+0	3 000	+0	+0	50	+0	700	+0
孕妇（中）	—	+50	—	+70	3 000	+0	+0	50	+0	700	+0
孕妇（晚）	—	+50	—	+70	3 000	+0	+0	50	+0	700	+0
乳母	—	+400	—	+600	3 000	+0	+0	50	+3	700	+5

a. 未制定参考值者用"—"表示

b. "+"表示在同龄人群参考值基础上额外增加量

c. 视黄醇活性当量（RAE，μg）=膳食或补充剂来源全反式视黄醇（μg）+1/2补充剂纯品全反式β-胡萝卜素（μg）+1/12膳食全反式β-胡萝卜素（μg）+1/24其他膳食维生素A原类胡萝卜素（μg）

d. α-生育酚当量（α-TE，mg），膳食中总α-TE当量（mg）=1×α-生育酚（mg）+0.5×β-生育酚（mg）+0.1×γ-生育酚（mg）+0.02×δ-生育酚（mg）+0.3×α-三烯生育酚（mg）

e. 有些营养素未制定可耐受最高摄入量，主要是因为研究资料不充分，并不表示过量摄入没有健康风险

f. 不包括来自膳食维生素A原类胡萝卜素的RAE

附表1-7　中国居民膳食水溶性维生素参考摄入量（DRIs）

人群	维生素B$_1$/(mg/d) EAR 男	女	RNI 男	女	维生素B$_2$/(mg/d) EAR 男	女	RNI 男	女	维生素B$_6$/(mg/d) EAR	RNI	UL	维生素B$_{12}$/(μg/d) EAR	RNI	泛酸/(mg/d) AI	叶酸/(μgDFE/d)[c] EAR	RNI	UL[d]	烟酸/(mgNE/d)[e] EAR 男	女	RNI 男	女	UL	烟酰胺/(mg/d) UL	胆碱/(mg/d) AI 男	女	UL	生物素/(μg/d) AI	维生素C/(mg/d) EAR	RNI	PI	UL
0岁~	—[a]		0.1(AI)		—		0.4(AI)		—	0.2(AI)	—	—	0.3(AI)	1.7	—	65(AI)	—	—		2(AI)		—	—	120		—	5	—	40(AI)	—	—
0.5岁~	—		0.3(AI)		—		0.5(AI)		—	0.4(AI)	—	—	0.6(AI)	1.9	—	100(AI)	—	—		3(AI)		—	—	150		—	9	—	40(AI)	—	—
1岁~	0.5		0.6		0.5		0.6		0.5	0.6	20	0.8	1.0	2.1	130	160	300	5		6		10	100	200		1 000	17	35	40	—	400
4岁~	0.6		0.8		0.6		0.7		0.6	0.7	25	1.0	1.2	2.5	150	190	400	6		8		15	130	250		1 000	20	40	50	—	600
7岁~	0.8		1.0		0.8		1.0		0.8	1.0	35	1.3	1.6	3.5	210	250	600	8		11		20	180	300		1 500	25	55	65	—	1 000
11岁~	1.1	1.0	1.3	1.1	1.1	0.9	1.3	1.1	1.1	1.3	45	1.8	2.1	4.5	290	350	800	11	10	14	12	25	240	400		2 000	35	75	90	—	1 400
14岁~	1.3	1.1	1.6	1.3	1.3	1.0	1.5	1.2	1.2	1.4	55	2.0	2.4	5.0	320	400	900	14	11	16	13	30	280	500		2 500	40	85	100	—	1 800
18岁~	1.2	1.0	1.4	1.2	1.2	1.0	1.4	1.2	1.2	1.4	60	2.0	2.4	5.0	320	400	1 000	12	10	15	12	35	310	500		3 000	40	85	100	200	2 000
50岁~	1.2	1.0	1.4	1.2	1.2	1.0	1.4	1.2	1.3	1.6	60	2.0	2.4	5.0	320	400	1 000	12	10	14	12	35	310	500		3 000	40	85	100	200	2 000
65岁~	1.2	1.0	1.4	1.2	1.2	1.0	1.4	1.2	1.3	1.6	60	2.0	2.4	5.0	320	400	1 000	11	9	14	11	35	300	500		3 000	40	85	100	200	2 000
80岁~	1.2	1.0	1.4	1.2	1.2	1.0	1.4	1.2	1.3	1.6	60	2.0	2.4	5.0	320	400	1 000	11	8	13	10	30	280	500		3 000	40	85	100	200	2 000
孕妇(早)	—	+0[b]	—	+0	—	+0	—	+0	+0.7	+0.8	60	+0.4	+0.5	+1.0	+200	+200	1 000	—	+0	—	+0	35	310	—	+20	3 000	+0	+0	+0	200	2 000
孕妇(中)	—	+0.1	—	+0.2	—	+0.1	—	+0.2	+0.7	+0.8	60	+0.4	+0.5	+1.0	+200	+200	1 000	—	+0	—	+0	35	310	—	+20	3 000	+0	+10	+15	200	2 000
孕妇(晚)	—	+0.2	—	+0.3	—	+0.2	—	+0.3	+0.7	+0.8	60	+0.4	+0.5	+1.0	+200	+200	1 000	—	+0	—	+0	35	310	—	+20	3 000	+0	+10	+15	200	2 000
乳母	—	+0.2	—	+0.3	—	+0.3	—	+0.3	+0.2	+0.3	60	+0.6	+0.8	+2.0	+130	+150	1 000	—	+2	—	+3	35	310	—	+120	3 000	+10	+40	+50	200	2 000

a. 未制定参考值者用"—"表示。

b. "+"表示在同龄人群参考值基础上额外增加量。

c. 膳食叶酸当量（DFE, μg）=天然食物来源叶酸（μg）+1.7×合成叶酸（μg）

d. 指合成叶酸摄入量上限，不包括天然食物来源的叶酸量，单位：μg/d

e. 烟酸当量（NE, mg）=烟酸（mg）+1/60色氨酸（mg）

f. 有些营养素未制定可耐受最高摄入量，主要是因为研究资料不充分，并不表示过量摄入没有健康风险

附录2 常见食物一般营养成分表（每100g 食部）

附表2-1 谷类及其制品

食物名称	食物(%)	水分(%)	能量(kcal)	蛋白质(g)	脂肪(g)	糖类(g)	维生素A(μgRE)	胡萝卜素(μg)	硫胺素(mg)	核黄素(mg)	维生素C(mg)	维生素E(mg)	钙(mg)	钾(mg)	钠(mg)	铁(mg)	锌(mg)
粳米（标一）	100	13.7	345	7.7	0.6	77.4	—	—	0.16	0.08	—	1.01	11	97	2.4	1.1	1.45
粳米饭（蒸）	100	70.6	118	2.6	0.3	26.2	—	—	—	0.03	—	—	7	39	3.3	2.2	1.36
粳米粥	100	88.6	47	1.1	0.3	9.9	—	—	—	0.03	—	—	7	13	2.8	0.1	0.20
小麦粉（标准粉）	100	12.7	349	11.2	1.5	73.6	—	—	0.28	0.08	—	1.82	31	190	3.1	3.5	1.64
挂面	100	12.4	348	10.1	0.7	76.0	—	—	0.19	0.04	—	1.11	14	157	150	3.5	1.22
馒头（标准粉）	100	40.5	236	7.8	1	49.8	—	—	0.05	0.07	—	0.86	18	129	165.2	1.9	1.01
油条	100	21.8	388	6.9	17.6	51.0	—	—	0.01	0.07	—	3.19	6	227	585.2	1.0	0.75
玉米（鲜）	46	71.3	112	4.0	1.2	22.8	7	40	0.16	0.11	16	0.46	22	238	1.1	1.1	0.90
玉米面（黄）	100	12.1	352	8.1	3.3	75.2	17	100	0.26	0.09	—	3.80	10	249	2.3	3.2	1.42
小米	100	11.6	361	9.0	3.1	75.1	17	—	0.33	0.1	—	3.63	41	284	4.3	5.1	1.87
小米粥	100	89.3	46	1.4	0.7	8.4	—	—	0.02	0.07	—	0.26	10	19	4.1	1.0	0.41
方便面	100	3.6	473	9.5	21.1	61.6	—	—	0.12	0.06	—	2.28	25	134	1144.0	4.1	1.06
粳糯米	100	13.8	344	7.9	0.8	76.7	—	—	0.2	0.05	—	0.08	21	125	2.8	1.9	1.77
燕麦片	100	9.2	377	15	6.7	66.9	—	—	0.3	0.13	—	3.07	186	214	3.7	7.0	2.59

附表 2-2　薯类、淀粉及其制品

食物名称	食部 (%)	水分 (g)	能量 (kcal)	蛋白质 (g)	脂肪 (g)	碳水化合物 (g)	维生素A (μgRE)	胡萝卜素 (μg)	硫胺素 (mg)	核黄素 (mg)	维生素C (mg)	维生素E (mg)	钙 (mg)	钾 (mg)	钠 (mg)	铁 (mg)	锌 (mg)
马铃薯	94	79.8	77	2.0	0.2	17.2	5	30	0.08	0.04	27	0.34	8	342	2.7	0.8	0.37
马铃薯粉	100	12.0	340	7.2	0.5	77.4	20	120	0.08	0.06	—	0.28	171	1075	4.7	10.7	1.22
甘薯（红心）	90	73.4	102	1.1	0.2	24.7	125	750	0.04	0.04	26	0.28	23	130	28.5	0.5	0.15
甘薯粉	100	14.5	336	2.7	0.2	80.9	3	20	0.03	0.05	—	—	33	66	26.4	10.0	0.29
藕粉	100	6.4	373	0.2	—	93.0	—	—	—	0.01	—	—	8	35	10.8	17.9	0.15
粉丝	100	15.0	338	0.8	0.2	83.7	—	—	0.03	0.02	—	—	31	18	9.3	6.4	0.27

附表 2-3　干豆类及其制品

食物名称	食部 (%)	水分 (g)	能量 (kcal)	蛋白质 (g)	脂肪 (g)	碳水化合物 (g)	维生素A (μgRE)	胡萝卜素 (μg)	硫胺素 (mg)	核黄素 (mg)	维生素C (mg)	维生素E (mg)	钙 (mg)	钾 (mg)	钠 (mg)	铁 (mg)	锌 (mg)
黄豆	100	10.2	390	35.0	16.0	34.2	37	220	0.41	0.20	—	18.90	191	1503	2.2	8.2	3.34
黄豆粉	100	6.7	432	32.7	18.3	37.6	63	380	0.31	0.22	—	33.69	207	1890	3.6	8.1	3.89
豆浆	100	96.4	16	1.8	0.7	1.1	15	90	0.02	0.02	—	0.80	10	48	3.0	0.5	0.24
豆腐（内酯）	100	89.2	50	5.0	1.9	3.3	—	—	0.06	0.03	—	3.26	17	95	6.4	0.8	0.55
豆腐皮	100	16.5	410	44.6	17.4	18.8	—	—	0.31	0.11	—	20.63	116	536	9.4	13.9	3.81
豆腐干	100	65.2	142	16.2	3.6	11.5	—	—	0.03	0.07	—	—	308	140	76.5	4.9	1.76
腐竹	100	7.9	461	44.6	21.7	22.3	—	—	0.13	0.07	—	27.84	77	553	26.5	16.5	3.69
素鸡	100	64.3	194	16.5	12.5	4.2	10	60	0.02	0.03	—	17.80	319	42	373.8	5.3	1.74
烤麸	100	68.6	121	20.4	0.3	9.3	—	—	0.04	0.05	—	0.42	30	25	230.0	2.7	1.19

续表

食物名称	食物(%)	水分(g)	能量(kcal)	蛋白质(g)	脂肪(g)	碳水化合物(g)	维生素A(μgRE)	胡萝卜素(μg)	硫胺素(mg)	核黄素(mg)	维生素C(mg)	维生素E(mg)	钙(mg)	钾(mg)	钠(mg)	铁(mg)	锌(mg)
绿豆	100	12.3	329	21.6	0.8	62.0	22	130	0.25	0.11	—	10.91	81	787	3.2	6.5	2.18
赤小豆	100	12.6	324	20.2	0.6	63.4	12	80	0.16	0.11	—	14.36	74	860	2.20	7.4	2.20
蚕豆（去皮）	100	11.3	347	25.4	1.6	58.9	50	300	0.20	0.20	—	6.68	54	801	2.2	2.5	3.32
蚕豆（炸）	100	10.5	447	26.7	20.0	40.4	—	—	0.16	0.12	—	5.15	207	742	547.9	3.6	2.83
豌豆	100	10.4	334	20.3	1.1	65.8	42	250	0.49	0.14	—	8.47	97	823	9.7	4.9	2.35
黑豆（黑大豆）	100	9.9	401	36.0	15.9	33.6	5	30	0.2	0.33	—	17.36	224	1377	3	7	4.18

附表2-4 蔬菜类及制品

食物名称	食物(%)	水分(g)	能量(kcal)	蛋白质(g)	脂肪(g)	糖类(g)	维生素A(μgRE)	胡萝卜素(μg)	硫胺素(mg)	核黄素(mg)	维生素C(mg)	维生素E(mg)	钙(mg)	钾(mg)	钠(mg)	铁(mg)	锌(mg)
白萝卜	95	93.4	23	0.9	0.1	5.0	3	20	0.02	0.03	21	0.92	36	173	61.8	0.5	0.30
红萝卜	97	93.8	22	1	0.1	4.6	Tr	Tr	0.05	0.02	3	1.20	11	110	62.7	2.8	0.69
胡萝卜（黄）	97	87.4	46	1.4	0.2	10.2	668	4010	0.04	0.04	16	—	32	193	25.1	0.5	0.14
刀豆	92	89.0	40	3.1	0.3	7.0	37	220	0.05	0.07	15	0.40	49	209	8.5	4.6	0.84
豆角	96	90.0	34	2.5	0.2	6.7	33	200	0.05	0.07	18	2.24	29	207	3.4	1.5	0.54
荷兰豆	88	91.9	30	2.5	0.3	4.9	80	480	0.09	0.04	16	0.30	51	116	8.8	0.9	0.50
黄豆芽	100	88.8	47	4.5	1.6	4.5	5	30	0.04	0.07	8	0.80	21	160	7.2	0.9	0.54
绿豆芽	100	94.6	19	2.1	0.1	2.9	3	20	0.05	0.06	6	0.19	9	68	4.4	0.6	0.35
豌豆苗	86	89.6	38	4.0	0.8	4.6	445	2667	0.05	0.11	67	2.46	40	222	18.5	4.2	0.77
西红柿	97	94.4	20	0.9	0.2	4.0	92	550	0.03	0.03	19	0.57	10	163	5.0	0.4	0.13

续表

食物名称	食物(%)	水分(g)	能量(kcal)	蛋白质(g)	脂肪(g)	糖类(g)	维生素A(μgRE)	胡萝卜素(μg)	硫胺素(mg)	核黄素(mg)	维生素C(mg)	维生素E(mg)	钙(mg)	钾(mg)	钠(mg)	铁(mg)	锌(mg)
茄子	93	93.4	23	1.1	0.2	4.9	8	50	0.02	0.04	5	1.13	24	142	5.4	0.5	0.23
甜椒	82	93.0	25	1.0	0.2	5.4	57	340	0.03	0.03	72	0.59	14	142	3.3	0.8	0.19
辣椒(青)	84	91.9	27	1.4	0.3	5.8	57	340	0.03	0.04	62	0.88	15	209	2.2	0.7	0.22
冬瓜	80	96.6	12	0.4	0.2	2.6	13	80	0.01	0.01	18	0.08	19	78	1.8	0.2	0.07
苦瓜	81	93.4	22	1.0	0.1	4.9	17	100	0.03	0.03	56	0.85	14	256	2.5	0.7	0.36
南瓜	85	93.5	23	0.7	0.1	5.3	148	890	0.03	0.04	8	0.36	16	145	0.8	0.4	0.14
丝瓜	83	94.3	21	1.0	0.2	4.2	15	90	0.02	0.04	5	0.22	14	115	2.6	0.4	0.21
大蒜	85	66.6	128	4.5	0.2	27.6	5	30	0.04	0.06	7	1.07	39	302	19.6	1.2	0.88
葫芦	87	95.3	16	0.7	0.1	3.5	7	40	0.02	0.01	11	—	16	87	0.6	0.4	0.14
蒜苗	82	88.9	40	2.1	0.4	8.0	47	280	0.11	0.08	35	0.81	29	226	5.1	1.4	0.46
韭菜	90	91.8	29	2.4	0.4	4.6	235	1410	0.02	0.09	24	0.96	42	247	8.1	1.6	0.43
韭黄	88	93.2	24	2.3	0.2	3.9	43	260	0.03	0.50	15	0.34	25	192	6.9	1.7	0.33
大白菜	87	94.6	17	1.5	0.1	3.2	20	120	0.04	0.05	31	0.76	50	—	57.5	0.7	0.38
小白菜	81	94.5	17	1.5	0.3	2.7	280	1680	0.02	0.09	28	0.70	90	178	73.5	1.9	0.51
菜花	82	92.4	26	2.1	0.2	4.6	5	30	0.03	0.08	61	0.43	23	200	31.6	1.1	0.38
西蓝花	83	90.3	36	4.1	0.6	4.3	1202	7210	0.09	0.13	51	0.91	67	17	18.8	1.0	0.78
菠菜	89	91.2	28	2.6	0.3	4.5	487	2920	0.04	0.11	32	1.74	66	311	85.2	2.9	0.85
芹菜茎	67	93.1	22	1.2	0.2	4.5	57	340	0.02	0.06	8	1.32	80	206	159.0	1.2	0.24
芹菜叶	100	89.4	35	2.6	0.6	5.9	488	2930	0.08	0.15	22	2.50	40	137	83.0	0.6	1.14
生菜	81	95.7	16	1.4	0.4	2.1	60	360	Tr	0.10	20	—	70	100	80.0	1.2	0.43
香菜	81	90.5	33	1.8	0.4	6.2	193	1160	0.04	0.14	48	0.80	101	272	48.5	2.9	0.45

续表

食物名称	食物(%)	水分(g)	能量(kcal)	蛋白质(g)	脂肪(g)	碳水化合物(g)	维生素A(μgRE)	胡萝卜素(μg)	硫胺素(mg)	核黄素(mg)	维生素C(mg)	维生素E(mg)	钙(mg)	钾(mg)	钠(mg)	铁(mg)	锌(mg)
黄笋	62	95.5	15	1.0	0.1	2.8	25	150	0.02	0.02	4	0.19	23	212	36.5	0.9	0.33
莴笋叶	89	94.2	20	1.4	0.2	3.6	147	880	0.06	0.10	13	0.58	34	148	39.1	1.5	0.51
春笋	66	91.4	25	2.4	0.1	5.1	5	30	0.05	0.04	5	—	8	300	6.0	2.4	0.43
冬笋	39	88.1	42	4.1	0.1	6.5	13	80	0.08	0.08	1	—	22	—	—	0.1	—
黄花菜	98	40.3	214	19.4	1.4	34.9	307	1840	0.05	0.21	10	4.92	301	610	59.2	8.1	3.99
慈姑	89	73.6	97	4.6	0.2	19.9	—	—	0.14	0.07	4	2.16	14	707	39.1	2.2	0.99
菱角（老）	57	73.0	101	4.5	0.1	21.4	2	10	0.19	0.06	13	—	7	437	5.8	0.6	0.62
藕	88	80.5	73	1.9	0.2	16.4	3	20	0.09	0.03	44	0.73	39	243	44.2	1.4	0.23
茭白	74	92.2	26	1.2	0.2	5.9	5	30	0.02	0.03	5	0.99	4	209	5.8	0.4	0.33
牛蒡	84	78.6	81	2.2	0.2	18.1	27	160	0.06	0.05	6	0.45	36	378	33.1	1.0	0.49

附表 2-5 菌藻类

食物名称	食物(%)	水分(g)	能量(kcal)	蛋白质(g)	脂肪(g)	碳水化合物(g)	维生素A(μgRE)	胡萝卜素(μg)	硫胺素(mg)	核黄素(mg)	维生素C(mg)	维生素E(mg)	钙(mg)	钾(mg)	钠(mg)	铁(mg)	锌(mg)
黑木耳（干）	100	15.5	265	12.1	1.5	65.6	17	100	0.17	0.44	—	11.34	247	757	48.5	97.4	3.18
香菇（干）	95	12.3	274	20.0	1.2	61.7	3	20	0.19	1.26	5	0.66	83	464	11.2	10.5	8.57
平菇	93	92.5	24	1.9	0.3	4.6	2	10.0	0.06	0.16	4	0.79	5	258	3.8	1.0	0.61
蘑菇（鲜）	99	92.4	24	2.7	0.1	4.1	2	10	0.08	0.35	2	0.56	6	312	8.3	1.2	0.92
金针菇	100	90.2	32	2.4	0.4	6.0	5	30	0.15	0.19	2	1.14	—	195	4.3	1.4	0.39
白木耳	96	14.6	261	10.0	1.4	67.3	8	50	0.05	0.25	—	1.26	36	1588	82.1	4.1	30.3
海带（干）	98	70.5	90	1.8	0.1	23.4	40	240	0.01	0.10	—	0.85	348	761	327.4	4.7	0.65
紫菜（干）	100	12.7	250	26.7	1.1	44.1	228	1370	0.27	1.02	2	1.82	264	1796	710.5	54.9	2.47

附表2-6 水果类

食物名称	食物(%)	水分(g)	能量(kcal)	蛋白质(g)	脂肪(g)	碳水化合物(g)	维生素A(μgRE)	胡萝卜素(μg)	硫胺素(mg)	核黄素(mg)	维生素C(mg)	维生素E(mg)	钙(mg)	钾(mg)	钠(mg)	铁(mg)	锌(mg)
苹果	76	85.9	54	0.2	13.5	1.2	3	20	0.06	0.02	4	2.12	4	119	1.6	0.6	0.19
香梨	89	85.5	51	0.3	0.1	13.6	12	70	—	—	—	—	6	90	0.8	0.4	0.19
鸭梨	82	88.3	45	0.2	0.2	11.1	2	10	0.03	0.03	4	0.31	4	77	1.5	0.9	0.1
桃子(平均)	86	86.4	51	0.9	0.1	12.2	3	20	0.01	0.03	7	1.54	6	166	5.7	0.8	0.34
李子	91	90.0	38	0.7	0.2	8.7	25	150	0.03	0.02	5	0.74	8	144	3.8	0.6	0.14
枣(鲜)	87	67.4	125	1.1	0.3	30.5	40	240	0.06	0.09	243	0.78	22	375	1.2	1.2	1.52
枣(大、干)	88	14.5	317	2.1	0.4	81.1	—	—	0.08	0.15	7	—	54	185	8.3	2.1	0.45
金丝小枣	81	19.3	308	1.2	1.1	76.7	—	—	0.04	0.50	—	1.31	23	65	7.4	1.5	0.23
葡萄	86	88.7	44	0.5	0.2	10.3	8	50	0.04	0.02	25	0.70	5	104	1.3	0.4	0.18
柿子	87	80.6	74	0.4	0.1	18.5	20	120	0.02	0.02	30	1.12	9	151	0.8	0.2	0.08
沙棘	87	71.0	120	0.9	.8	25.5	640	3840	0.05	0.21	204	0.01	104	359	28.0	8.8	1.16
无花果	100	81.3	65	1.5	0.1	16.0	3	5	0.03	0.02	2	1.82	67	212	5.5	0.1	1.42
柑橘	77	86.9	51	0.7	0.2	11.9	148	890	0.08	0.04	28.0	0.92	35	154	1.4	0.2	0.08
菠萝	68	88.4	44	0.5	0.1	10.8	3	20	0.04	0.02	18	—	12	113	0.8	0.6	0.14
芒果	60	90.6	35	0.6	0.2	8.3	150	897	0.01	0.04	23	1.21	Tr	138	2.8	0.2	0.09
香蕉	59	75.8	93	1.4	0.2	22.0	10	60	0.02	0.04	8	0.24	7	256	0.8	0.4	0.18
枇杷	62	89.3	41	0.8	0.2	9.3	—	—	0.01	0.03	8	0.24	17	122	4.0	1.1	0.21
荔枝	73	81.9	71	0.9	0.2	16.6	2	10	0.10	0.04	41	—	2	151	1.7	0.4	0.17
哈密瓜	71	91.0	34	0.5	0.1	7.9	153	920	—	0.01	12	—	4	190	26.7	—	0.13
西瓜	56	93.3	26	0.6	0.1	5.8	75	450	0.02	0.03	6	0.10	8	87	3.2	0.3	0.10
草莓	97	91.3	32	1	0.2	7.1	5	30	0.02	0.03	47	0.71	18	131	4.2	1.8	0.14
桂圆	50	81.4	71	1.2	0.1	16.6	3	20	0.01	0.14	43	—	6	248	3.9	0.2	0.4
杏	91	89.4	38	0.9	0.1	9.1	75	450	0.02	0.03	4	0.95	14	226	2.3	0.6	0.2

附表2-7 坚果、种子类

食物名称	食部(%)	水分(g)	能量(kcal)	蛋白质(g)	脂肪(g)	碳水化合物(g)	维生素A(μgRE)	胡萝卜素(μg)	硫胺素(mg)	核黄素(mg)	维生素C(mg)	维生素E(mg)	钙(mg)	钾(mg)	钠(mg)	铁(mg)	锌(mg)
核桃（干）	43	5.2	646	14.9	58.8	19.1		30	0.15	0.14	1	43.21	56	385	6.4	2.7	2.17
山核桃（干）	24	2.2	616	18.0	50.4	26.2	5	30	0.16	0.09	—	65.55	57	237	250.7	6.8	6.42
栗子（干）	73	13.4	348	5.3	1.7	78.4	5	30	0.08	0.15	25	11.45	—	—	8.5	1.2	1.32
松子（炒）	31	3.6	644	14.1	58.5	21.4	5	30	—	0.11	—	25.20	161	612	3.0	5.2	5.49
杏仁（炒）	91	2.1	618	25.7	51.0	18.7	17	100	0.15	0.71	—	—	141	—	—	3.9	—
腰果	100	2.4	559	17.3	36.7	41.6	8	49	0.27	0.13	—	3.17	26	503	251.3	4.8	4.00
花生（炒）	71	4.1	601	21.7	48.0	23.8	10	60	0.13	0.12	—	12.94	47	563	34.8	1.5	2.03
葵花籽（炒）	52	2.0	625	22.6	52.8	7.3	5	30	0.43	0.26	—	26.46	72	491	1322.0	6.1	5.19
西瓜子（炒）	43	4.3	582	32.7	44.8	14.2	—	—	0.04	0.08	—	1.23	28	612	187.7	8.2	6.76
南瓜子（炒）	68	4.1	582	36.0	46.1	7.9	—	—	0.08	0.16	—	27.28	37	672	15.8	6.5	7.12

附表2-8 畜、禽、鱼肉类

食物名称	食部(%)	水分(g)	能量(kcal)	蛋白质(g)	脂肪(g)	碳水化合物(g)	维生素A(μgRE)	胡萝卜素(μg)	硫胺素(mg)	核黄素(mg)	维生素C(mg)	维生素E(mg)	钙(mg)	钾(mg)	钠(mg)	铁(mg)	锌(mg)
猪肉（肥瘦）	100	46.8	395	13.2	37.0	2.4	18	—	0.22	0.16	—	0.35	6	204	59.4	1.6	2.06
猪肉（肥）	100	8.8	807	2.4	88.6	0	29	—	0.08	0.05	—	0.24	3	23	19.5	1.0	0.69
猪肉（瘦）	100	71.0	143	20.3	6.2	1.5	44	—	0.54	0.10	—	0.34	6	305	57.5	3.0	2.99
猪大排	68	58.8	264	18.3	20.4	1.7	12	—	0.80	0.15	—	0.11	8	274	44.5	0.8	1.72
猪小排	72	58.1	278	16.7	23.1	0.7	5	—	0.30	0.16	—	0.11	14	230	62.6	1.4	3.36
猪耳	100	69.4	176	19.1	11.1	0	—	—	0.05	0.12	—	0.85	6	58	68.2	1.3	0.35
猪蹄	60	58.2	260	22.6	18.8	0	3	—	0.05	0.10	—	0.01	33	54	101.0	1.1	1.14
猪肚	96	78.2	110	15.2	5.1	0.7	3	—	0.07	0.16	—	0.32	11	171	75.1	2.4	1.92
猪肝	99	70.7	129	19.3	3.5	5	4972	—	0.21	2.08	20	0.86	6	235	68.6	22.6	5.78
猪脑	100	78.0	131	10.8	9.8	0	—	—	0.11	0.19	—	0.96	30	259	130.7	1.90	0.99
猪心	97	76.0	119	16.6	5.3	1.1	13	—	0.19	0.48	4	0.74	12	260	71.2	4.3	1.90

续表

食物名称	食物(%)	水分(g)	能量(kcal)	蛋白质(g)	脂肪(g)	碳水化合物(g)	维生素A(μgRE)	胡萝卜素(μg)	硫胺素(mg)	核黄素(mg)	维生素C(mg)	维生素E(mg)	钙(mg)	钾(mg)	钠(mg)	铁(mg)	锌(mg)
猪肾	93	78.8	96	15.4	3.2	1.4	41	—	0.31	1.14	13	0.34	12	217	134.2	6.1	2.56
猪血	100	85.8	55	12.2	0.3	0.9	—	—	0.03	0.04	—	0.20	4	56	56.0	8.7	0.28
腊肉(生)	100	31.1	498	11.8	48.8	2.9	96	—	0.04	—	—	6.23	22	416	763.9	7.5	3.49
猪肉松	100	9.4	396	23.4	11.5	49.7	44	—	0.04	0.13	—	10.02	41	313	469.0	6.4	4.28
香肠	100	19.2	508	24.1	40.7	11.2	—	—	0.48	0.11	—	1.05	14	453	2309.2	5.8	7.65
火腿	100	47.9	330	6.0	27.4	4.9	46	—	0.28	0.09	—	0.80	3	220	1086.7	2.2	2.16
牛肉(肥瘦)	99	72.8	125	19.9	4.2	2.0	7	—	0.04	0.14	—	0.65	23	216	84.5	3.3	4.73
牛肉(瘦)	100	75.2	106	20.2	2.3	1.2	6	—	0.07	0.13	—	0.35	9	284	53.6	2.8	3.71
羊肉(肥瘦)	90	65.7	203	19.0	14.1	0	22	—	0.05	0.14	—	0.26	6	232	80.6	2.3	3.22
驴肉(瘦)	100	73.8	116	21.5	3.2	0.4	72	—	0.03	0.16	—	2.76	2	325	46.9	4.3	4.26
狗肉	80	76.0	116	16.8	4.6	1.8	12	—	0.34	0.2	—	1.40	52	140	47.4	2.9	3.18
兔肉	100	76.2	102	19.7	2.2	0.9	26	—	0.11	0.1	—	0.42	12	284	45.1	2	1.3
鸡	66	69.0	167	19.3	9.4	1.3	48	—	0.05	0.09	—	0.67	9	251	63.3	1.4	1.09
鸭	68	63.9	240	15.5	19.7	0.2	52	—	0.08	0.22	—	0.27	6	191	69.0	2.2	1.33
鸡蛋	88	74.1	144	13.3	8.8	2.8	234	—	0.11	0.27	—	1.84	56	154	131.5	2	1.1
鸭蛋	87	70.3	180	12.6	13	3.1	261	—	0.17	0.35	—	4.98	62	135	106.0	2.9	1.67
草鱼	58	77.3	113	16.6	5.2	0	11	—	0.04	0.11	—	2.03	38	312	46.0	0.8	0.87
黄鳝	67	78.0	89	18.0	1.4	1.2	50	—	0.06	0.98	—	1.34	42	263	70.2	2.5	1.97
带鱼	76	73.3	127	17.7	4.9	3.1	29	—	0.02	0.06	—	0.82	28	280	150.1	1.2	0.7
明虾	57	79.8	85	13.4	1.8	3.8	—	—	0.01	0.04	—	1.55	75	238	119	0.6	3.59
虾皮	100	42.4	153	30.7	2.2	2.5	19	—	0.02	0.14	—	0.92	991	617	5057.7	6.7	1.93
扇贝(鲜)	35	84.2	60	11.1	0.6	2.6	27	—	Tr	0.10	—	11.85	142	122	339	7.2	11.69
牡蛎	100	82.0	73	5.3	2.1	8.2	27	—	0.01	0.13	—	0.81	131	200	462.1	7.1	9.39
鲤鱼	54	76.7	109	17.6	4.1	0.5	25	—	0.03	0.09	—	1.27	50	334	53.7	1	2.08
鲢鱼	61	77.4	104	17.8	3.6	0	20	—	0.03	0.07	—	1.23	53	277	57.5	1.4	1.17

续表

食物名称	食部(%)	水分(g)	能量(kcal)	蛋白质(g)	脂肪(g)	碳水化合物(g)	维生素A(μgRE)	胡萝卜素(μg)	硫胺素(mg)	核黄素(mg)	维生素C(mg)	维生素E(mg)	钙(mg)	钾(mg)	钠(mg)	铁(mg)	锌(mg)
泥鳅	60	76.6	96	17.9	2	1.7	14	—	0.1	0.33	—	0.79	299	282	74.8	2.9	2.76
墨鱼	69	79.2	83	15.2	0.9	3.4	—	—	0.02	0.04	—	1.49	15	400	165.5	1.0	1.34
河虾	86	78.1	87	16.4	2.4	0	48	—	0.04	0.03	—	5.33	325	329	133.8	4.0	2.24
蟹（河蟹）	42	75.8	103	17.5	2.6	2.3	389	—	0.06	0.28	—	6.09	126	181	193.5	2.9	3.68
鹅蛋	87	69.3	196	11.1	15.6	2.8	192	—	0.08	0.3	—	4.5	34	74	90.6	4.1	1.43
鹌鹑蛋	86	73.0	160	12.8	11.1	2.1	337	—	0.11	0.49	—	3.08	47	138	106.6	3.2	1.61

附表 2-9 奶类及其制品

食物名称	食部(%)	水分(g)	能量(kcal)	蛋白质(g)	脂肪(g)	碳水化合物(g)	维生素A(μgRE)	胡萝卜素(μg)	硫胺素(mg)	核黄素(mg)	维生素C(mg)	维生素E(mg)	钙(mg)	钾(mg)	钠(mg)	铁(mg)	锌(mg)
牛乳	100	89.8	54	3.0	3.2	3.4	24	190	0.03	0.14	1	0.21	104	109	37.2	0.3	0.42
酸奶	100	84.7	72	2.5	2.7	9.3	26	370	0.03	0.15	1	0.12	118	150	39.8	0.4	0.53
全脂牛奶粉	100	2.3	478	20.1	21.2	51.7	141	—	0.11	0.73	4	0.48	676	449	260.1	1.2	3.14

附表 2-10 糖果类

食物名称	食部(%)	水分(g)	能量(kcal)	蛋白质(g)	脂肪(g)	碳水化合物(g)	维生素A(μgRE)	胡萝卜素(μg)	硫胺素(mg)	核黄素(mg)	维生素C(mg)	维生素E(mg)	钙(mg)	钾(mg)	钠(mg)	铁(mg)	锌(mg)
蛋糕	100	18.6	347	8.6	5.1	67.1	86	—	0.09	0.09	—	2.80	39	77	67.8	2.5	1.01
奶油蛋糕	100	21.9	379	7.2	13.9	56.5	175	—	0.13	0.11	—	3.31	38	67	80.7	2.3	1.88
巧克力	100	1.0	589	4.3	40.1	53.4	—	—	0.06	0.08	—	1.62	111	254	111.8	1.7	1.02
奶糖	100	5.6	407	2.5	6.6	84.5	—	—	0.08	0.17	—	—	50	75	222.5	3.4	0.29
水晶糖	100	1.0	395	0.2	0.2	98.2	—	—	0.04	0.05	—	—	—	9	107.8	3.0	1.17
冰糖	100	0.6	397	—	—	99.3	—	—	0.03	0.03	—	—	23	1	2.7	1.4	0.21
红糖	100	1.9	389	0.7	—	96.6	—	—	0.01	—	—	—	157	240	18.3	2.2	0.35
纯白糖	100	0.9	396	0.1	—	98.9	—	—	Tr	—	—	—	6	2	2	0.2	0.07

附表 2-11　油脂及调味品

食物名称	食物(%)	水分(g)	能量(kcal)	蛋白质(g)	脂肪(g)	碳水化合物(g)	维生素A(μgRE)	胡萝卜素(μg)	硫胺素(mg)	核黄素(mg)	维生素C(mg)	维生素E(mg)	钙(mg)	钾(mg)	钠(mg)	铁(mg)	锌(mg)
混合油	100	Tr	900	—	99.9	0.1	—	—	—	—	—	12.04	75	2	10.5	4.1	1.27
猪油(炼)	100	0.2	897	—	99.6	0.2	27	—	0.02	0.03	—	5.21	—	—	—	—	—
酱油	100	67.3	63	5.6	0.1	10.1	—	—	0.05	0.13	—	—	66	337	5757	8.6	1.17
醋	100	90.6	31	2.1	0.3	4.9	—	—	0.03	0.05	—	—	17	351	262.1	6.0	1.25
花生油	100	0.1	899	—	99.9	0	—	—	—	Tr	—	42.06	12	1	3.5	2.9	0.48
玉米油	100	0.2	895	—	99.2	0.5	—	—	—	—	—	50.94	1	2	1.4	1.4	0.26
色拉油	100	0.2	898	—	99.8	0	—	—	—	—	—	24.01	18	3	5.1	1.7	0.23
芝麻油	100	0.1	898	—	99.7	0.2	—	—	—	—	—	68.53	9	—	1.1	2.2	0.17

附表 2-12　含酒精饮料

食物名称	食物(%)	水分(g)	能量(kcal)	蛋白质(g)	脂肪(g)	碳水化合物(g)	维生素A(μgRE)	胡萝卜素(μg)	硫胺素(mg)	核黄素(mg)	维生素C(mg)	维生素E(mg)	钙(mg)	钾(mg)	钠(mg)	铁(mg)	锌(mg)
啤酒	5.3	4.3	32	0.4	—	—	—	—	0.15	0.04	—	—	13	47	11.4	0.4	0.3
葡萄酒	12.9	10.2	72	0.1	—	—	—	—	0.02	0.03	—	—	21	33	1.6	0.6	0.08
黄酒	10	8.6	66	1.6	—	—	—	—	0.02	0.05	—	—	41	26	5.2	0.6	0.52
二锅头(58度)	58	50.1	351	—	—	—	—	—	0.05	—	—	—	1	—	0.5	0.1	0.04

数据来源：杨月欣. 2009. 中国食物成分表. 第 2 版. 北京：北京大学医学出版社.

教学基本要求

一、课程性质和课程任务

本课程是医药卫生类专业的一门专业方向课程，旨在让学生认识到营养对健康和疾病的重要性，使学生树立合理营养、平衡膳食的健康信念，同时学习社区营养调查和营养教育等技能。

二、课程教学目标

（一）职业素养目标

1. 树立合理营养、平衡膳食的健康信念。
2. 培养认真、严谨的工作态度。
3. 提升服务意识和职业道德水平。

（二）专业知识和技能

1. 掌握三大营养素的生理功能、食物来源和参考摄入量。
2. 掌握人体能量的供给量及消耗方式。
3. 掌握钙和铁的食物来源、生理功能、缺乏病和吸收代谢。
4. 掌握维生素的生理功能、缺乏与过量、食物来源和参考摄入量。
5. 熟悉各类食物的营养价值。
6. 掌握膳食营养素的参考摄入量指标。
7. 掌握中国居民平衡膳食宝塔。
8. 掌握社区不同人群的营养与膳食。
9. 掌握不同疾病患者的营养与膳食。
10. 具有对个体开展膳食指导的能力。
11. 具有在社区开展营养教育的能力。
12. 具有制订食谱、营养配餐的能力。
13. 具有开展社区营养调查的能力。

三、教学内容和要求

教学内容	了解	熟悉	掌握	教学活动参考	教学内容	了解	熟悉	掌握	教学活动参考
一、绪论				理论讲授	二、营养素与热能				理论讲授
1. 营养与膳食的基本概念			√	多媒体	（一）蛋白质				多媒体
2. 营养与膳食的发展概况	√				1. 蛋白质的组成			√	微课
3. 营养与膳食的主要内容	√				2. 蛋白质的生理功能			√	讨论
4. 营养与膳食的重要性	√				3. 食物蛋白质的营养价值评价		√		
5. 营养与膳食的学习方法		√			4. 蛋白质的食物来源与推荐摄			√	

续表

教学内容	了解	熟悉	掌握	教学活动参考
入量				
5. 蛋白质的互补作用			√	
6. 蛋白质摄入量对人体健康的影响	√			
（二）脂类				
1. 脂类的分类	√			
2. 脂类的生理功能		√		
3. 必需脂肪酸		√		
4. 脂类的营养价值评价	√			
5. 脂肪的食物来源与推荐摄入量		√		
6. 脂类摄入量对人体健康的影响	√			
（三）糖类				
1. 糖类的分类	√			
2. 糖类的生理功能		√		
3. 糖类的食物来源与推荐摄入量		√		
4. 糖类摄入量对健康的影响	√			
（四）膳食纤维				
1. 膳食纤维的生理功能		√		
2. 膳食纤维的食物来源与推荐摄入量		√		
3. 膳食纤维摄入量对健康的影响	√			
（五）维生素				
1. 维生素A		√		
2. 维生素D		√		
3. 维生素E	√			
4. 维生素B₁	√			
5. 维生素B₂	√			
6. 维生素C		√		
（六）无机盐				
1. 钙		√		
2. 铁		√		
3. 碘		√		
4. 锌		√		
5. 硒		√		
（七）水				
1. 水的生理功能	√			
2. 水的需要量		√		
3. 水的代谢与平衡	√			

教学内容	了解	熟悉	掌握	教学活动参考
（八）热能				
1. 热能单位和热能系数		√		
2. 决定热能需要的主要因素		√		
3. 热能的食物来源与推荐摄入量		√		
4. 高能量膳食与低能量膳食的应用	√			
三、各类食物的营养价值				理论讲授 多媒体 微课 讨论
（一）谷类的营养价值				
1. 谷类的结构	√			
2. 谷类的营养成分			√	
3. 加工、烹调对谷类营养价值的影响			√	
（二）豆类的营养价值				
1. 大豆的营养成分		√		
2. 豆制品的营养成分		√		
（三）蔬菜和水果的营养价值				
1. 蔬菜的营养成分		√		
2. 水果的营养成分		√		
3. 加工、烹调对蔬菜和水果营养价值的影响			√	
（四）畜、禽肉类的营养价值				
1. 畜禽肉的营养成分		√		
2. 加工烹调对畜禽肉营养价值的影响	√			
（五）鱼类的营养价值				
1. 鱼类的营养成分		√		
2. 加工烹调对鱼肉营养价值的影响	√			
（六）蛋类及其制品的营养价值				
1. 蛋类的营养成分			√	
2. 加工烹调对蛋类营养价值的影响				
（七）奶类及其制品的营养价值				
1. 奶类的营养成分			√	
2. 奶制品的营养价值		√		
（八）安全食品与食品科学				
1. 无公害、绿色、有机食品	√			
2. 保健、强化、转基因食品	√			
四、合理营养与平衡膳食				理论讲授 多媒体 微课 讨论
（一）合理营养				
1. 合理营养的概念			√	

续表

教学内容	了解	熟悉	掌握	教学活动参考
2. 基本要求	√			
（二）平衡膳食				
1. 平衡膳食的概念		√		
2. 膳食营养的需求量和摄入量	√			
3. 膳食结构及类型		√		
（三）膳食指南与平衡膳食宝塔				
1. 一般人群膳食指南及其关键推荐	√			
2. 特定人群膳食指南	√			
3. 平衡膳食模式	√			
（四）营养配餐与食谱编制				
1. 营养配餐		√		
2. 食谱编制		√		
五、社区营养				理论讲授 多媒体 微课 讨论
（一）孕妇和乳母的营养				
1. 孕妇营养	√			
2. 乳母营养	√			
（二）婴幼儿营养				
1. 0～6 月龄婴儿营养	√			
2. 7～24 月龄婴幼儿营养	√			
（三）儿童青少年营养				
1. 学龄前儿童营养	√			
2. 学龄儿童少年营养	√			
（四）中老年人营养				
1. 中年人营养	√			
2. 老年人营养	√			
（五）营养调查与评价				
1. 膳食调查与评价	√			
2. 体格检查与评价	√			
3. 营养状况生化检查	√			
（六）营养教育				
1. 营养教育的概念及目的		√		
2. 营养教育的方法与步骤	√			
六、医院膳食				理论讲授 多媒体 微课 讨论
（一）基本膳食				
1. 普通膳食		√		
2. 软食	√			
3. 半流质饮食	√			
4. 流质饮食	√			
（二）治疗膳食				

教学内容	了解	熟悉	掌握	教学活动参考
1. 高能量膳食	√			
2. 低能量膳食		√		
3. 低脂肪膳食	√			
4. 低胆固醇膳食	√			
5. 高蛋白膳食	√			
6. 低蛋白膳食	√			
7. 高膳食纤维膳食	√			
8. 低膳食纤维膳食	√			
9. 限钠盐膳食	√			
10. 高钾膳食	√			
11. 低钾膳食	√			
（三）诊断试验膳食				
1. 大便隐血试验膳食	√			
2. 葡萄糖耐量试验膳食	√			
3. 胆囊造影试验膳食	√			
4. 尿浓缩功能试验膳食	√			
（四）营养支持				
1. 肠内营养		√		
2. 肠外营养		√		
七、疾病的营养治疗与膳食				理论讲授 多媒体 微课 讨论
（一）肥胖症的营养治疗和膳食				
1. 概述	√			
2. 营养膳食原则			√	讨论
3. 食物的选择	√			
（二）骨质疏松症的营养治疗和膳食				
1. 概述	√			
2. 营养膳食原则		√		
3. 食物的选择	√			
（三）糖尿病的营养治疗和膳食				
1. 概述	√			
2. 营养膳食原则			√	
3. 食物的选择	√			
（四）痛风的营养治疗与膳食				
1. 概述	√			
2. 营养膳食原则		√		
3. 食物的选择	√			
（五）高血压的营养治疗与膳食				
1. 概述	√			
2. 营养膳食原则			√	

续表

教学内容	教学要求			教学活动参考	教学内容	教学要求			教学活动参考
	了解	熟悉	掌握			了解	熟悉	掌握	
3. 食物的选择			√		与膳食				
（六）胃炎和消化性溃疡的营养治疗与膳食					3. 肾病综合征的营养治疗与膳食		√		
					（八）肿瘤的营养治疗与膳食				
1. 急性胃炎的营养治疗与膳食		√			1. 概述		√		
2. 慢性胃炎的营养治疗与膳食		√			2. 营养膳食原则		√		
3. 消化性溃疡的营养治疗与膳食		√			3. 食物的选择		√		
（七）肾炎和肾病综合征的营养治疗与膳食					实践模块				
					实训1　食谱编制			√	
1. 急性肾小球肾炎的营养治疗与膳食		√			实训2　膳食调查			√	
					实训3　营养教育			√	
2. 慢性肾小球肾炎的营养治疗		√			实训4　糖尿病患者食谱编制			√	

四、学时分配建议（36 学时）

教学内容	学时数		
	理论	实践	小计
一、绪论	2	0	2
二、营养素与热能	6	0	6
三、各类食物的营养价值	2	0	2
四、合理营养与平衡膳食	4	2	6
五、社区营养	6	4	10
六、医院膳食	4	0	4
七、疾病的营养治疗与膳食	4	2	6
合计	28	8	36

说明：

1. 本教学要求仅作为教学参考，任课教师应根据本地区情况进行重点讲解。

2. 个别章节学时不足时可适当调节。

3. 教学过程可采用多种教学形式。

4. 发挥学生的主观能动性，以满足部分学生对知识的深层次追求。

自测题选择题参考答案

第1章

1. A 2. E 3. B 4. E 5. E 6. C 7. E
8. E

第2章

1. E 2. D 3. B 4. D 5. E 6. C 7. B
8. E 9. D 10. D 11. A 12. B 13. D
14. B 15. A 16. D 17. D 18. D 19. C
20. D 21. B 22. B 23. E 24. B 25. C
26. A 27. E 28. D 29. C 30. B 31. C
32. B 33. E 34. B 35. D 36. D 37. B
38. C 39. B 40. E 41. D 42. B 43. E
44. B 45. D 46. A

第3章

1. A 2. B 3. C 4. B 5. D 6. E 7. C
8. D 9. E 10. A 11. B 12. D

第4章

1. C 2. D 3. A 4. A 5. D 6. B 7. C

8. C 9. A 10. B

第5章

1. B 2. D 3. E 4. E 5. C 6. C 7. B
8. B 9. C 10. D 11. B 12. D 13. C

第6章

1. A 2. E 3. C 4. C 5. C 6. E 7. A
8. C 9. B 10. A 11. D 12. D 13. C
14. D 15. C 16. E 17. B 18. D 19. D
20. B 21. C 22. C 23. E

第7章

1. A 2. B 3. E 4. E 5. B 6. A 7. A
8. C 9. A 10. E 11. B 12. A 13. B
14. C 15. E 16. E 17. A 18. D 19. E
20. D 21. C 22. D